LE BIEN QUE PEUT FAIRE

LA MÉDECINE

SAGEMENT APPLIQUÉE

ET TOUT LE MAL QU'ELLE FAIT TROP SOUVENT AUJOURD'HUI,
SURTOUT PAR LES SAIGNÉES INTEMPESTIVES,
RELATIVEMENT D'ABORD AUX ATTAQUES D'APOPLEXIE ;

avec une courte digression

SUR CE QUE PEUT ET NE PEUT PAS

L'ORTHOPÉDIE

et sur ce qu'a fait l'auteur pour se distinguer dans
cette partie de la chirurgie.

PAR

M. J.... HOSSARD

Ancien directeur de l'établissement orthopédique d'Angers, à l'hôtel Besnardière,
fondateur, en 1835, de celui de Chaillot, à Paris, rue des Batailles, 21
et inventeur du système d'inclinaison, pour le redressement
des déviations de la taille.

DÉDIÉ AUX MÉDECINS DE L'ANCIENNE ÉCOLE

et à tous ceux discrets en fait de saignées.

È sano judicio ars benè medicandi oritur.

PRIX : 75 centimes.

ANGERS

CHEZ LEMESLE, IMPRIMEUR-LIBRAIRE, PLACE St-MARTIN.

—

1863.

1864

LA MÉDECINE

ET

L'ORTHOPÉDIE

C'est à tort quelquefois, je le sais, qu'on juge de l'avenir d'un jeune homme par les succès qu'il peut obtenir au collége, quoiqu'en général l'on n'ait guère à espérer de celui qui constamment s'est traîné à la remorque des autres. Néanmoins l'émulation ou l'espèce d'amour propre qui a pu le pousser à tenir les premiers rangs, dans ses cours ou ses humanités, devra, plus tard, rester, pour lui, un stimulant qui le porte à se tirer du milieu de la foule et à se distinguer d'une manière quelconque dans le monde. Sans trop donc me glorifier des quelques couronnes obtenues dans un collége dont le nom, celui de Beaupreau, me cause encore de douces émotions, parce que nous vivions alors à une époque où l'on ne se trouvait ni trop âgé ni trop grand pour être encore écolier à dix-sept ou dix-huit ans, et où l'on s'aimait trop, entre élèves, pour ne pas voir arriver, sans un certain chagrin, l'instant où l'on allait se séparer pour toujours ; sans me glorifier, dis-je, de quelques succès, qui eussent pu encore être plus grands si je n'avais eu un tant soit petit faible pour la paresse et surtout pour les espiégleries, qui laissaient à regretter que je ne portasse pas, vers un tout autre point, la dose d'imagination que je leur consacrais, je me rappellerai toujours avec plaisir, je pourrais dire presque avec orgueil, le plaidoyer que, comme rhétoricien, en 1821, j'eus à déclamer, à la distribution des prix, en faveur du vieillard, en opposi-

tion avec ceux qui avaient à faire prévaloir l'enfance, l'ado-
lescence et l'âge mûr, ne devant jamais oublier non plus la
parole de bonté avec laquelle monseigneur l'évêque Mon-
tault me dit de déposer à ses pieds, pour venir en chercher
d'autres, les volumes assez nombreux déjà que me permettait
difficilement de porter, la grande difficulté que j'avais à
marcher alors. Rien ne peut égaler de telles jouissances,
surtout lorsqu'on a, pour témoin de ses succès, une bonne
et tendre mère, comme j'en avais une, qui, en vous embrassant, vous inonde de ses larmes, larmes qui ont tant
de prix pour un fils et qu'assurément n'ont jamais vu couler
ou dont ne se sont pas aperçus ceux qui ont pu faire leurs
adieux, sans regret, aux lieux témoins de leurs travaux,
comme de l'enjouement de leur jeunesse, et qui n'en
parlent qu'avec indifférence, souvent même avec dégoût.

Malgré les souvenirs qui m'attachaient à Beaupreau, je
n'y fis pas ma philosophie : ce fut à Angers que je vins
l'étudier, sous l'argumentation profonde d'un monsieur
Taugourdeau, tout en suivant les leçons de physique et de
chimie que donnait alors, à l'école des arts et métiers,
M. Bary, nommé depuis professeur au lycée Charlemagne, à
Paris. J'avais pour but de me faire recevoir consécutivement
bachelier ès-lettres et bachelier ès-sciences, et faisais marcher, en même temps, mes premières études médicales à
notre hospice St-Jean, où se trouvait, à cette époque, au
nombre des internes, un de mes bons amis, le studieux et
savant Billard, qui devait être moissonné si jeune et au
moment où sa carrière s'ouvrait déjà si belle. Mes examens
de bachelier passés (le premier, sous M. Condran, avait
été rude) ainsi que deux années à notre école secondaire
de médecine, je me rends à Paris, pour continuer mes
cours dans la carrière que mes goûts et le désir d'avoir,
un jour, le même titre que mon père, m'avaient toujours
porté à embrasser ; mais j'étais trop estropié alors, ne pouvant marcher qu'à l'aide d'une canne et sur l'extrémité
des orteils, pour ne pas chercher, en même temps, à me
faire guérir d'une infirmité qui m'était survenue à la suite
d'une longue maladie, et à laquelle n'avait rien pu toute

la chirurgie d'Angers. M. Divernois venait de fonder à
Paris le premier établissement orthopédique qui eut encore
été connu en France. Huit mois de traitement dans sa
maison, rue Copeau, aujourd'hui rue Cuvier, me rendirent
les pieds entièrement droits, d'horriblement équins qu'ils
étaient auparavant ; et j'avais pris une telle habitude de
mes appareils, que, dans les derniers temps, je pouvais,
avec les sabots de Venel aux pieds, continuer mes cours de
médecine et me promener dans tout Paris, comme si
j'eusse porté des chaussures ordinaires, tenant fort peu de
compte, du reste, de ce que pouvaient en dire les passans ,
à tel point que je ne craignis pas d'aller, avec cette sorte
de patins, faire queue, des heures entières, sur le quai du
Louvre, pour voir aux Tuileries, c'était en 1824, Louis XVIII
exposé sur son lit de mort dans la chapelle ardente.

La faiblesse qui me restait dans les jambes et qui existe
toujours avec les pieds équins, même après leur redressement, devait être un obstacle pour que je pusse me livrer
facilement à la pratique de l'art que j'étudiais, vu les
courses à pied qu'est appelé journellement à faire le médecin,
pour satisfaire à sa clientèle. Je songeai donc à me livrer à
cette branche bien distincte de la chirurgie , l'orthopédie,
que j'avais commencé à étudier sur moi-même et qui exige
peu de mouvement, du moment qu'on peut, en grande
partie, l'exercer dans sa maison. M. Divernois devait être
mon premier maître, et j'ai eu lieu de croire qu'il trouvait
en moi un bon élève, puisque, pendant près de six mois,
il m'avait confié le traitement des pieds de plus de la moitié
de ses sujets. L'on ne peut opérer plus sûrement que lorsqu'on se fait faire à soi-même ce que l'on veut pratiquer
sur les autres ; comme il en était pour moi, qui recevais,
soir et matin, les pansements du chirurgien de Suisse et
appréciais tout ce qu'il pouvait y avoir de plus ou moins
efficace et douloureux, dans ses manipulations et dans
l'application des appareils.

Le traitement de mes pieds une fois terminé, je me
hâtais d'en finir aussi avec mes études médicales et j'allais
subir mes derniers examens et passer ma thèse, quand, par

suite de dissections anatomiques, trop assidues, je fus pris de douleurs atroces au fond des orbites et peu de jours après d'une cécité presque complète, sorte d'amaurose, qui ne put disparaître qu'au bout d'une année de repos absolu. Mon but, comme je l'ai dit, n'ayant pas été, vu la faiblesse de mes jambes, d'exercer, à proprement dire, la médecine, malgré mes cinq années d'études sérieuses et d'assiduité à la clinique des hôpitaux, je crus devoir, pour ce moment du moins, où mes yeux me refusaient tout service, négliger le titre qui ne restait plus pour moi qu'une question d'amour propre; titre que peuvent bien sans doute laisser inhérent à leur nom ceux qui ont obtenu leur diplôme, quoique n'ayant voulu, en aucune manière, montrer, par le savoir faire, qu'ils avaient justement mérité le bonnet de docteur, mais dont la pratique seule peut rendre digne et qu'on aurait le droit de contester à bien des gens, qui n'ont su appuyer leur science que sur ce qu'ils ont appris dans les livres, et qui n'ont jamais compris que du raisonnement seul, joint à l'expérience, pouvait surgir le véritable médecin. Pour moi, j'en savais déjà trop, ne voulant pas exercer, pour n'avoir pas à souffrir, le reste de ma vie, des écoles que je devais voir faire journellement par des praticiens, d'une certaine réputation cependant, et qui, comme chose beaucoup plus facile et sans se donner la peine d'approfondir les causes, se contentent, aux dépens de notre pauvre humanité, de faire la médecine des symptômes, en dépit des règles de l'art et de ce qu'apprennent les ouvrages de nosographie, comme si jamais n'eussent existé pour eux les Cullen, les Sauvages et les Pinel.

Je ne parlerai ici que des cas les plus ordinaires, sans vouloir passer en revue toutes les notes que j'ai recueillies depuis l'époque où le médecin a commencé à courir ses malades en voiture, même dans son quartier et presque à sa porte, pour, le soir, entasser le plus de noms possible sur son livre, sans se donner la peine de s'arrêter ou de s'asseoir près du chevet de son client, ainsi que le faisaient les praticiens de l'ancienne école, qui, allant presque toujours à pied, saisissaient ce moment pour se reposer, tout en prenant le temps de bien étudier la maladie dans toutes ses phases et de se rendre compte de ce qui avait pu la déterminer, comme de la constitution et des habitudes du sujet à traiter.

Le croirait-on et devrais-je le dire pour l'honneur du docte corps, si l'intérêt général ne me forçait à parler, j'ai vu, tant dans la pratique particulière que dans les hôpitaux, administrer le quinine, et à forte dose, pour couper la fièvre des phthisiques ou celle déterminée par toute autre affection organique et qui, n'étant là que symptomatique, ne pouvait pas être arrêtée de la sorte, comme le serait une fièvre essentielle ou primitive ou même consécutive d'une névralgie, et ne devait qu'augmenter, tout au contraire, sous l'influence d'une médication propre à irriter davantage le viscère enflammé; les sujets en étaient déjà réduits à cracher et vomir le sang, et l'on n'en continuait pas moins le terrible fébrifuge, malgré la révélation suffisamment faite par ces hémoptysies (1). C'est de même que j'ai vu encore chercher à combattre l'aménorrhée ou à rappeler les règles, par des excitants et des toniques, tels que les ferrugineux, les préparations d'iode, l'huile de foie de morue, panacée universelle du jour, ainsi que par les viandes sèches et roties, qui, trop exclusivement employées, ne se digèrent plus bien et deviennent un véritable poison pour l'estomac, et cela chez des poitrinaires ou chez des jeunes personnes qui ne devaient leur état chlorotique qu'à une surexcitation des poumons et qui, tout contrairement, ne pouvaient être guéries que par les adoucissants et une nourriture débilitante et lactée. C'est d'égale sorte que, bien souvent, l'on se trompe sur la cause de la leucorrhée ou des écoulements en blanc et de mauvaise nature,

---

(1). Je possède des consultations écrites, véritables instruments de mort, pour des personnes arrivées à un degré avancé de phthisie pulmonaire et dont la fièvre hectique de chaque jour ne pouvait que devenir de plus en plus intense, sous l'action stimulante des hydriodates ou des préparations de quinquina, sous n'importe quelle forme. Où en sommes-nous donc, grand Dieu ! de la science et de l'observation ?

qui, chez les femmes vigoureuses et sanguines, sont dus à une irritation gastrique et ne peuvent être combattus avantageusement que par des aliments légers et peu substantiels, tandis que vous recourez vainement aux toniques et aux fortifiants et ne faites, par là, qu'augmenter la gastralgie ou l'espèce d'inflammation de l'appareil digestif, vers lequel afflue le sang, et qui réagit en sens inverse sur l'utérus. Ces cas sont exceptionnels sans doute; mais ils se rencontrent encore assez souvent, dans nos villes surtout, où tout tend à surexciter l'organisme, et l'on n'y porte pas assez d'attention. C'est ainsi que les mêmes effets apparents peuvent avoir des causes différentes, causes dont le médecin doit chercher à se rendre compte avant tout; faute de quoi, il prend souvent une marche opposée à celle qu'il devrait suivre et devient responsable alors des victimes qu'il fait; comme sont restés responsables ceux que j'ai vu conduire au tombeau des personnes atteintes de gastrites chroniques et dont ils voulaient rétablir les forces par l'usage unique de la viande, qui, ne se digérant pas, vu l'état inflammatoire de l'estomac, ne faisait que d'anéantir de plus en plus, tandis que le simple laitage, qui était interdit et que demandaient instamment les malades, eut calmé l'irritation de la muqueuse et par suite, en s'élaborant facilement, fourni le chyle nécessaire au maintien de l'existence.

Par opposition, que dire aussi de ces traitements débilitants auxquels, sans tenir compte de l'âge et de l'atonie où se trouve l'organisme, on a recours chez les vieillards, pour combattre un catarrhe pulmonaire ou une diarrhée chronique, qui, assurément là, n'ont pour cause que le défaut de ressort et de vitalité dans toute la machine, et qui ne cèderont jamais à l'emploi de tous vos calmants ou délayants? Pas plus que je n'ai vu, dans les ascites ou hydropisies abdominales dues à une décomposition générale, les dévoiements colliquatifs céder à l'action des boissons adoucissantes ou mucilagineuses, telles que les tisanes de graine de lin ou bien encore l'eau de riz, quand cette dernière n'a jamais eu la moindre propriété astreigente et n'agit que comme adoucissant pour suspendre l'irritation de la muqueuse intestinale ; médication, du reste, qu'il conviendrait bien mieux d'appliquer à ces cas de dysenterie inflammatoire, dans lesquels vous devenez un véritable bourreau, quand, pour arrêter les déjections alvines avec flux de sang, vous ne faites, par vos styptiques et astringents, qu'exciter et exfolier davantage l'intestin, qui ne demande momentanément le contact d'aucune substance, supportant à peine les narcotiques, et sur lequel, par l'absorption de l'eau, les simples bains tièdes et presque continus auront, comme calmants, l'action la plus avantageuse. Car il est des dysenteries de toutes sortes : la médecine les distinguait autrefois ; aujourd'hui elle n'a pas le temps de le faire ; et l'on préférera, pour aller plus vite, ainsi que je puis en donner des exemples, se dire appelé trop tard et regarder le malade comme perdu, pour courir chez un autre d'une étude plus facile, ou bien prescrire, n'importe soit le sujet, l'usage exclusif de la viande, que la nature y répugne ou non, quand c'est elle cependant qui doit le plus souvent nous servir de guide ; ou autrement encore la fameuse huile de foie de morue, qui va maintenant à toutes les constitutions, si elle ne va pas à tous les goûts, comme le disait avec esprit le docteur Brétonneau de Tours, voire même ordonner le fromage de gruyère, qui, suivant les propriétés merveilleuses que lui attribue un des praticiens distingués de notre époque, occupera désormais une des premières places dans la pharmacologie et dont le pharmacien seul sera autorisé à débiter les énormes meules. Toutes choses qui devront rassurer les étudiants en médecine sur le petit cercle des connaissances qu'ils auront à acquérir désormais; car la matière médicale cesse d'être complexe, du moment que les maladies se simplifient ainsi et semblent toutes bientôt découler d'une canse unique.

Je ne passerai pas, sans appuyer ici tout particulièrement sur ce qu'a de systématique aujourd'hui, pour redonner du ton et des forces, en dehors des milliers de quintaux d'huile de poisson qu'on fait boire à l'espèce humainte,

pour qu'elle s'approprie quelque peu de l'iode qu'elle
contient, la prescription presque exclusive des bouillons
gras et de la viande rotie, pour les sujets de tous les âges,
depuis le jeune enfant, qui a besoin conjointement d'une
nourriture lactée pour ainsi dire encore, jusqu'au vieillard,
dont les goûts redeviennent presque ceux de l'enfance et
qu'on écarte trop de la nature par un régime plus qu'irra-
tionnel. Les viandes et les gélatines conviennent, sans nul
doute, au premier pour aider l'accroissement et développer
les forces; mais elles seront de nul effet, si vous n'y joignez
avant tout les conditions indispensables du grand air, de
la salubrité et de l'exercice, et elles ne deviendront que
nuisibles et débilitantes, du moment qu'elles cesseront
d'être bien digérées, comme il arrive toujours à la suite
d'un usage trop sévère et trop prolongé, qui, à la longue,
je le répète, les convertit presque en véritable poison,
tandis que le laitage et les fruits même, qui semblent devoir
déterminer le relachement et l'atonie, seront à leur tour plus
fortifiants, si l'estomac les élabore convenablement et s'ils
sont pris avec plaisir, ce qui déjà est le meilleur indice de
l'efficacité de leur action. C'est ainsi que nous voyons frais,
gras et joufflus les enfants de la campagne, qui goûtent
rarement à la viande et n'ont pour principale nourriture que des pommes de terre, des fruits et du lait cuit
ou cru, et qui peuvent, sans crainte, défier, par leur
santé, tous ceux qui languissent dans nos villes et s'étiolent
de plus en plus sous le régime trop exclusif auquel on les
condamne si tristement, régime qui n'est point assez rai-
sonné ni en harmonie avec ce que demande la nature. Il
en est de mêmepour le vieillard, auquel on voudrait redonner des forces qui ne sont plus de son âge, et qu'on ne
fait que d'affaiblir de plus en plus, par une nourriture trop
substantielle, qu'il ne saurait plus supporter, qui ne forme-
ra pas de chyle, parce qu'elle ne sera pas digérée, et qui
dès lors ne pourra que lui causer des congestions au cerveau, en y faisant porter le sang, comme il arrive souvent
dans les dyspepties, tandis que des aliments plus légers et
qui seront plus de son goût, tendront à le fortifier ou suffi-

ront, du moins, pour le soutenir convenablement : la déper-
dition ne se faisant plus à cet âge comme à celui où les
fatigues sont plus grandes et où la circulation est plus acti-
ve ; ainsi que j'ai été à même de l'observer plus d'une fois
chez des gens arrivés à la caducité, qui, après avoir été anéan-
tis par l'usage trop restreint de la viande et des consom-
més, semblaient revenir à la vie, en ne suivant plus que
leurs seuls désirs dans leur nourriture et se bornant pour
ainsi dire au régime végétal et lacté, qu'on aime tant dans
la jeunesse, époque de la vie vers laquelle nous paraissons
redescendre en vieillissant. Tant il est vrai que, par les
systèmes et faute de raisonner suffisamment, l'on peut se
lancer dans les plus grands écarts, comme nous le voyons
trop de nos jours, où l'on ne se croirait pas médecin, ce
semblerait, si l'on prescrivait des choses trop simples et si
l'on ne prétendait, en très grand savant, substituer des
lois nouvelles à celles dictées par le créateur.

Mais tout cela n'est rien ; toutes ces fausses voies si
insoucieusement suivies aujourd'hui dans la pratique de la
médecine et pourtant si funestes à l'humanité, n'ont encore
qu'une bien faible importance comparativement à tout le
mal qu'a causé, disons à tous les milliers de victimes qu'a
pu enregistrer la saignée, depuis le jour trop malheureux,
où, comme de toutes les médications systématiques, on en
a fait un usage tout autant de routine que de dextérité
dans le coup de lancette à donner.

A toute autre plume qu'à la mienne appartiendrait de
stigmatiser ce qui n'avait pas de raison d'être, d'après
toutes les lois de la nature et d'après ce qu'elles nous apprennent ; mais pourquoi tarder à révéler de trop grandes
vérités, quand le nombre des victimes augmente tous les
jours et qu'il y a conscience à le taire, du moment que rien
ne semble promettre encore de dégager la science des
erreurs où elle a été lancée.

Toutefois, avant d'entrer en matière, je demanderai si
les médecins de l'ancienne école étaient moins heureux
dans leur pratique que ceux d'aujourd'hui, lorsque le
docteur, empêché, par sa dignité, de pratiquer la saignée

lui-même, recourait fort rarement à cette médication,
obligé qu'il était de faire venir un chirurgien pour manier
la lancette ou le bistouri à sa place? C'était un travers sans
doute; car il est bon que le praticien puisse tout faire au
besoin, décider comme exécuter à lui seul, sans attendre
l'aide de personne, dans le cas où il n'y a pas de temps à
perdre et où la saignée, comme une ponction quelconque,
demande à être pratiquée à l'instant même; mais ces cas
sont fort rares; et je puis dire, sans craindre de trop m'a-
vancer, qu'on ne mourait pas plus autrefois qu'on ne meurt
aujourd'hui et qu'on mourait même très certainement
moins, comme on peut s'en convaincre par les statistiques
des naissances et des décès comparées entr'elles, autant
que vous aurez fait la part toutefois de ces épidémies ou pes-
tes qui, comme fléaux du ciel, venaient, d'époque à époque,
ravager le monde entier, et qui sont devenues plus rares,
comme aussi bien moins désastreuses, par suite des mesures
d'hygiène et de salubrité qu'on a prises. Peut-être y
aurait-il eu préjugé de ma part, quand mon père, qui
était de l'ancienne école dont je parlais tout à l'heure et
qui jamais ne mania la lancette, pendant les quarante années
qu'il exerça la médecine, m'avait toujours recommandé,
dans le cas où je viendrais à exercer aussi moi, d'être fort
discret en fait de saignées, à moins d'avoir affaire à des
sujets jeunes et pléthoriques, surtout dans le traitement
des fluxions de poitrine, traitement dans lequel il était fort
heureux et perdait rarement de ses malades, quoique ne
recourant que très exceptionnellement aux évacuations
sanguines; peut-être, dis-je, avec ces doctrines dans lesquelles j'ai été bercé dès l'enfance pour ainsi dire, y
aurait-il eu préjugé de ma part, si, depuis que j'ai étudié
et que j'observe, je n'avais été à même, bien des fois, de
constater, dans ce dernier genre d'affection, des terminai-
sons funestes dues uniquement, surtout chez des personnes
débiles ou déjà avancées en âge, à des saignées intempestives, qui, en détruisant chez elles, tout le ressort de
l'organisme, leur avaient enlevé toute la force nécessaire
pour évacuer par les crachements et débarasser les bronches,

qui, de la sorte, avaient dû s'obstruer et causer la mort par asphyxie, quand la nature, puissante comme elle se montre toujours, ne demandait souvent qu'à être secondée par des tisanes mucilagineuses et des topiques émollients, pour mener à bonne fin.

Cependant il ne faut pas être exclusif, et je ne prétends nullement ici condamner certaines évacuations sanguines rendues nécessaires par les circonstances, telles qu'une congestion cérébrale ou une apoplexie, si vous avez là la lancette pour agir instantanément; telles encore qu'une contusion ou une chute qui a fait épancher le sang dans une partie quelconque et demande une saignée locale, pour dégager les tissus ou les vaisseaux capillaires; mais gardez-vous, dans le premier cas, de faire une saignée trop abondante, qui rendra plus grave une rechute, si vous n'êtes encore là pour agir au moment donné, ou bien tuera votre malade en quelques heures, si, comme je l'ai vu (j'ai des noms à citer à l'appui de tous les faits que j'avance), vous lui otez, à lui dont vous n'avez pas tenu compte de l'état de faiblesse, tout le sang nécessaire pour la respiration ou pour que l'hématose se fasse dans les poumons, et provoquez ainsi l'asphyxie, chose horrible à penser, qui arrive trop souvent et qui se passe comme chez le poulet dont on arrache la vie, en lui enlevant le fluide qui en est le premier principe ; et n'allez pas, dans le second cas, faute de vous être bien éclairé sur l'endroit où le sang est épanché, perdre le temps par un choix vicieux de la place où doivent être mises les sangsues, comme chez ce pauvre malheureux au cou duquel on en fait une application déjà trop tardive, lorsqu'à la suite d'une chute sur le ventre, la paralysie et l'insensibilité complète de tous les membres, surtout des membres pelviens ou inférieurs, prouvaient suffisamment que la congestion avait lieu dans le canal rachidien, où se trouvaient comprimées toutes les paires de nerfs, et que c'était bien plutôt tout le long du trajet de la colonne vertébrale qu'eussent dû, de suite et en bien grand nombre, être placées les sangsues. C'est ainsi que souvent l'on peut regarder comme mauvais

encore de les appliquer au cou ou derrière les oreilles
pour dégager la tête, lorsque la congestion n'a point été due
à un épanchement, conséquence d'un choc ou d'une
secousse quelconque, et n'est que la suite d'un flux trop
précipité du sang vers le cerveau, flux que cet écoulement,
à la place que vous lui avez donnée, ne fera que d'attirer davantage, comme le disent les *bonnes femmes*, qui, avec léurs
remèdes, peuvent parfois avoir raison, tandis qu'au siége,
en détournant le cours de la circulation, elles produiront un
effet tout contraire et avantageux dès lors. Tant il est vrai
qu'il est nécessaire de distinguer si vous avez affaire à un
flux trop abondant, que les topiques réfrigérants suffisent
ordinairement pour suspendre, ou bien à une extravasion
d'où ce fluide, qui y reste stagnant, demande à être extrait
par des moyens agissants sur le point le plus rapproché.
Mais mon but n'est point ici de m'arrêter à ces cas isolés où
l'on eut pû, très certainement, sauver de la mort, par une
étude plus sérieuse de la maladie ou des caractères qui
l'accompagnent. C'est aux plus grands maux faits généralement par la saignée que je veux m'attacher, c'est à
l'horreur qu'elle devrait inspirer, par les victimes sans
nombre qu'elle a faites, que je veux encore consacrer
quelques lignes, heureux que je serais, si, malgré la faiblesse de ma voix, je pouvais, par mes réflexions, amener
à modifier quelque peu une médication qui n'a pour base
qu'un système et qui ne repose sur aucun principe,
comme sur aucun raisonnement sérieux.

Est-ce donc faire de la médecine que de s'arrêter à celle
qui se borne à combattre les symptômes, comme nous
voyons aujourd'hui pratiquer une saignée pour arrêter
une hémoptysie, ou ordonner une application de sangsues
pour calmer un lumbago ou des douleurs de rhumatisme ?
Mais avez-vous attaqué le mal à sa source et espérez-vous
que, sans détruire les causes, vous allez vous rendre maître
de la maladie? Non certes : vous en aurez simplement sus-
pendu les effets pour quelques jours, effets qui redevien-
dront plus terribles bientôt, lorsque le travail qu'auront
dû faire les organes pour composer un nouveau sang, et

dans une quantité aussi grande que celle que vous avez enlevée, n'aura eu pour résultat que d'affaiblir le sujet, qui se retrouvera dans les mêmes conditions où il était tout d'abord; avec ce désavantage, pour le phthisique, que vous lui avez fait faire un pas de plus vers sa fin, et que, pour le rhumatisant, vous l'avez rendu plus impression-nable à la douleur, en développant, par l'affaiblissement, l'action du système nerveux, et préparant en outre, pour une époque plus ou moins reculée, l'amoindrissement de la sensibilité de l'organe visuel; ce à quoi l'on doit attri-buer, peut-être, le besoin que tout le monde a de recourir aux lunettes ou aux conserves bien plus qu'autrefois; et tout cela, quand vous possédiez d'autres moyens pour don-ner au sang un autre cours et l'empêcher d'affluer ou sta-tionner là où il devient préjudiciable.

Je dois citer surtout, parmi les hauts faits des grands pratiqueurs de saignées, la manière expéditive dont ils en finissent avec les sujets atteints de la toute innocente rougeole, si elle n'est point accompagnée d'autre affection inflammatoire, et qui devient terrible et fait rarement grâce, (j'aurais de bien nombreux et bien tristes exemples à donner à l'appui), quand, au lieu de faire porter à la peau et de favoriser l'éruption par des sudorifiques et le simple lait chaud, qui, la plupart du temps, suffirait ici à lui seul pour guérir, vous causez une véritable métastase, par la soustraction du premier fluide vital, en détruisant ainsi tout le ressort du système cutané et transportant à l'intérieur une inflammation qui devient mortelle alors, de toute bénigne qu'elle était, à la place qu'elle occupait auparavant. Tel qu'il en est encore pour la scarlatine, dans laquelle la saignée peut être un assassinat véritable, comme j'ai été à même de le voir quelquefois et particulièrement chez une de mes parentes, tombée malheureusement entre les mains d'un trop grand partisan des antiphlogistiques. Et vous dites que vous êtes médecin, vous grand érudit, qui agissez de la sorte; permettez-moi de n'en rien croire, pas plus que de ne jamais confier à vos soins la femme qui, dans sa grossesse, peut être quelque peu tourmentée par le sang, dont souvent elle sera soulagée suffisamment, si-elle sait être sobre, si elle fait tant soit peu d'exercice et a recours à de légers laxatifs comme aussi tout simplement à quelques bains de pieds sinapisés. Je craindrais que, par vos grands moyens, si complètement opposés au but de la nature, qui a voulu que la mère conservât tout son sang, dans un moment où il est devenu si nécessaire pour nourrir l'enfant qu'elle porte dans son sein, vous ne vinsiez, comme j'en ai vu de nombreux exemples, à la débarasser trop tôt de son fardeau, et cela encore à ses risques et périls ; car, quelque permission que vous en ayez, ce serait trop que de commettre un double homicide à la fois. Je sais qu'il ne faut pas être exclusif, comme se montrait Hippocrate, dans un de ses aphorismes (31° livre 5), au sujet de la saignée chez les femmes enceintes : *Mulier in utero ferens, sectâ venâ abortit , èoque magis si sit fœtus grandior;* mais je me rappelle ce que nous disait le célèbre directeur de notre école de médecine d'Angers, M. le docteur Chevreul, dans ses cours à la maternité, ainsi que l'antipathie que montrait pour les émissions sanguines, dans les cas de grossesse, le si digne M. Garnier, qui peut-être , dans sa carrière médicale, avait fait plus d'accouchements, à lui seul, que n'importe quel autre praticien au monde, et qui regardait comme une barbarie d'aller, pour suspendre une oppression ou une toux de quelques jours , enlever le principe le plus puissant pour le développement de l'enfant et souvent courir les risques de provoquer un avortement.

Mais dîsons le, pour finir, tout cela n'est rien comparativement au mal que l'on fait et que l'on prépare par l'habitude qu'on donne des évacuations sanguines et de la saignée surtout, à la plus légère manifestation d'état pléthorique ou à la moindre menace de congestion, comme s'il n'existait pas d'autres antiplogistiques et comme si le sang ne pouvait pas être détourné autrement, par les dérivatifs ou excitants portés sur un autre point, et sa masse amoindrie par une diète de quelques jours, par les délayants ou par une nourriture moins substansielle. Le petit lait,

comme le lait caillé même, dégage promptement le cerveau, et c'est par une sorte d'entraînement de la nature,
toujours si sage dans ses conseils, que le vieillard, surtout
celui de la campagne, trouve des délices dans ce dernier
genre d'aliment, dont le sérum facilite la circulation, en
rendant plus fluide un sang qui, chez lui, tend à s'épaissir
et à rester en stagnation, et le préserve ainsi de ces apoplexies ou congestions cérébrales si communes dans nos
villes, où la nourriture est toute différente. Rien n'est facile,
il est vrai, comme de donner un coup de lancette, rien
n'est plus prompt à agir sur le malade, comme peut-être à
produire à l'opérateur; mais votre résultat sera-t-il de
longue durée, et n'aurez-vous pas fait payer bien cher un
soulagement éphémère, auquel succédera promptement
le retour vers la même indisposition ou les mêmes accidents, dont la gravité n'aura fait que d'augmenter et
offrira plus de dangers, si vous n'êtes là, à heure nommée,
pour faire jaillir le sang? sang dont alors l'organisme de
votre malade n'aura plus le ressort voulu pour le débarasser
de la surabondance, quand en dehors des écoulements pério-
diques de la femme, des épistaxis ou hémorrhagies nasales
ainsi que des hémorrhoïdes, qui, le plus souvent, semblent
faits pour soulager l'homme, à ses différents âges, d'un état
trop pléthorique, quand, dis-je, la nature, si vous ne l'en
aviez détournée, était appelée à remplir elle-même ces
fonctions, de décharger les vaisseaux du trop de plénitude: ce
fluide, premier principe de la vie, se transformant continuel-
lement, se renouvelant sans cesse, comme tous les tissus de
notre être, et sa masse devant être amoindrie par la transpiration, les urines et toutes les sécrétions habituelles, de
manière à ne jamais nuire ni trop gêner, si l'on ne fait abus
de rien; comme il ne gêne pas chez l'homme à l'état sau-
vage, pas plus que dans le reste du règne animal non
soumis à la domesticité et pour lequel ne sont d'aucune
nécessité les émissions sanguines. C'est donc un bien
funeste besoin qu'on s'est créé là, ou du moins qu'a, absur-
dement et contre toutes les lois physiologiques, créé un
système auquel nous devons rapporter, sans en chercher

2

ailleurs la cause, le nombre inoui des apoplexies de notre époque, dont ne manquent jamais d'être frappés, tôt ou tard, ceux qui ont pris l'habitude de se faire saigner de temps à autre, disons mieux encore, ceux auxquels vous avez homicidement rendu indispensable le coup de votre lancette, quand, tout d'abord, vous eussiez pu les en exempter et remplacer, par le régime ou par toute autre médication, ce barbare usage de faire couler le sang pour un rien. Maintenant que vous devez toujours vous tenir prêt au premier appel, si vous arrivez à temps pour plonger votre lame et sauver de la première congestion, soyez sûr que la seconde ou la troisième ne vous attendra pas et que vainement alors vous laisserez abondamment couler la saignée, dont le plus grand nombre des palettes sera toujours au détriment du retour vers la force et vers le mouvement, s'il s'est manifesté déjà une attaque de paralysie, comme aussi devra donner plus d'inquiétude pour l'avenir, si les mêmes accidents ont à se renouveler.

Si nous devons songer à l'intérêt de l'humanité en général avant celui du médecin en particulier, pourquoi ne pas faire connaître ici le moyen qui devrait être publié partout, de remplacer avantageusement la saignée, dans la plupart des congestions, devenues si fréquentes, ou du moins de permettre d'attendre avec sécurité l'arrivée de celui qui doit la pratiquer et qui, le plus souvent, ne se met à l'œuvre que quand le coup est fatalement porté ? Le sang afflue à la tête, vous êtes menacé d'apoplexie, qu'on vous enveloppe de suite tout le crâne avec des linges ou serviettes imbibées d'eau froide, renouvelées de quart d'heure en quart d'heure, tout en vous préparant un bain de pieds très chaud, avec cendres ou moutarde, dont, pour l'ordinaire, on n'a plus besoin, les accidents ayant cédé au premier moyen. Parmi les centaines de cas que je pourrais donner comme exemple de cette bien modeste médication, je me contenterai de citer ici deux attaques d'apoplexie dont j'ai sauvé mon bon père, frappé auprès de moi à table et tombé de sa chaise, et cela en lui appliquant tout simplement sur la tête ma serviette en plusieurs

doubles, fortement imbibée d'eau froide, ce qui le rappela
à son état normal, en moins de dix minutes, et rendit le
bain de pieds inutile. Moi même, à Paris, en 1837, je
partais pour l'académie des sciences, où j'avais à lire un
mémoire et à présenter trois sujets que je traitais pour
déviations de la taille, quand, au milieu de l'escalier de
l'établissement, je tombai assis sur une des marches, privé
de tout mouvement et ne pouvant proférer que ces mots :
de l'eau sur la tête ; il m'en fut jeté et beaucoup ; et, une
demi-heure après, je pouvais me remettre en route pour
l'institut. Enfin j'ai eu pendant 26 ans pour domestique,
à l'hôtel Bernardière, un garçon, qui, tous les trois mois,
c'est-à-dire au commencement de chaque saison, était pris
d'une congestion cérébrale, accompagnée, avec strangu-
lation, de gonflement du cou et de toute la face, qui, en
moins de quelques minutes, devenait énorme et toute
violacée. A la première attaque, je lui avais pratiqué une
saignée ; mais comme il s'était évanoui pendant l'opération,
je renonçai à ce moyen et eus recours, à toutes les autres,
aux topiques réfrigérants sur la tête et aux bains de pieds
très chauds ; ce qui avait complètement suffi pour lui faire
passer sans danger l'époque où le sang le tourmentait
davantage et l'amener plein de santé jusqu'au jour où tous
les accidents cérébraux ont cessé, l'ayant fait échapper
ainsi à l'apoplexie, dont il eut très certainement été frappé,
si l'on eut continué, chez lui, de recourir à la saignée. Je
dois donc regarder comme certain que ce dernier, dans
les conditions où il se trouvait, m'a dû son salut jusqu'à
un âge assez avancé, 60 ans, parce que j'avais su m'abstenir, à son égard, d'une médication qui fait parfois tant
de mal et qui n'a pu sauver, si même elle ne lui a pas été
préjudiciable, ce vieux serviteur, atteint d'une pneumonie,
qui l'a enlevé en moins de quatre jours, malgré les soins
qu'il recevait d'un des premiers médecins d'Angers. C'est
ici le lieu de signaler l'avantage qu'offre l'eau froide, dans
son application sur la tête, pour n'importe quelle congestion,
sur la glace qu'on prescrit le plus habituellement aujour-
d'hui, ne serait-ce que parce que c'est moins simple et

que dès lors on a l'air quelque peu plus savant : outre la
difficulté de se trouver sous la main, à l'instant où l'on en
a besoin, celle-ci en effet a toujours l'inconvénient, par
le grand froid qu'elle détermine, de causer une véritable
réaction, comme nous voyons la neige nous réchauffer les
mains après que nous nous en sommes frottés, et les glaces
qu'on mange déterminer une telle irritation à la bouche que,
loin de désaltérer, elles nous excitent à boire ensuite pour
nous rafraîchir. Les linges imbibés d'eau froide et renou-
velés souvent ont donc sur la glace l'avantage immense
de ne pas causer une trop grande perturbation dans le
système circulatoire et de pouvoir être supprimés sans
laisser à craindre cette terrible réaction qui a toujours lieu,
si l'on suspend le dernier topique, ne fut-ce qu'une ou
deux minutes, et qui produit, dès-lors, des effets tout
contraires à ceux que vous vous proposiez d'obtenir. Pour
revenir au pauvre garçon ci-dessus mentionné et auquel
j'étais vivement attaché, quoi qu'il ne fut plus chez moi,
depuis que mes revers de fortune m'avaient mis dans
l'impossibilité de le garder, sa mort m'a tellement impres-
sionné, ainsi que celle d'un de mes anciens jardiniers,
que, pour le soustraire à une congestion qui venait de se
déclarer au cerveau, l'on n'a rien moins que jugulé par la
saignée la plus atroce, surtout dans l'état de faiblesse
où il se trouvait alors, saignée qui, en quelques heures l'avait
fait succomber à une asphyxie, les poumons ne recevant
plus assez de sang pour que l'hématose put se faire convenablement, cette mort, dis-je, à laquelle je ne m'atten-
dais pas, chez un sujet qui me semblait bien en force de
supporter une fluxion de poitrine, m'a tellement impres-
sionné, je le répète, que je crois de mon devoir de dérou-
ler tout ce que, suivant mes modestes connaissances, fera
toujours de victimes, dans ce genre d'affection, une médication aussi irrationnelle et en opposition à tous les principes des lois naturelles.

Sans doute, il est des maladies dans lesquelles le sang
joue un rôle bien puissant et peut être considéré comme
l'agent destructeur de notre être, quoique ce soit lui qui

est appelé à le revivifier incessamment dans l'état de santé, puisque c'est lui seul qui, formé par le chyle, nourrit tous nos organes et nos tissus, et les renouvelle constamment, en venant se débarasser, dans les poumons, de tout le gaz acide carbonique comme des particules animales qu'a entraînés son cours dans le trajet qu'il a fait des vaisseaux veineux ; mais ces maladies, en petit nombre, se bornent à celles où ce liquide, par sa tension dans un point donné, peut annihiler le système vital par la compression des nerfs du cerveau ou de la moelle épinière, ou causer des désordres graves par l'anévrisme, l'hypertrophie ou la dilatation du cœur et des artères, qui menacent de déterminer des déchirures. Dans l'un et l'autre cas, la saignée est donc indiquée comme indispensable, si, dans le premier, elle a eté pratiquée au moment même de l'épanchement, dès lors que vous n'avez pas pu, par des topiques réfrigérants sur la tête, faire refluer le sang par ailleurs, et si, dans le second, vous n'avez pas le temps, par les délayants et un régime peu substantiel, de diminuer la masse d'un fluide devenu dangereux et terrible, de vivifiant qu'il était appelé à être tout d'abord. Hors là et en exceptant peut-être aussi les inflammations si graves du péritoine et de l'utérus, qui demandent un palliatif instantané, combien ne doit-on pas être discret dans la soustraction de notre premier agent vital, qui, en s'écoulant, emporte avec lui nos forces et dont la reproduction ne peut avoir lieu qu'au détriment de nos organes, qui nécessairement ont à s'user dans ce travail de réformation ? Que dans les flegmasies à combattre vous ayez, parmi vos antiphlogistiques, recours à la saignée, quand vous ne voyez pas, dans cette soustraction des forces, un danger de destruction ou un amoindrissement trop grand du système vital, très bien, car il ne faut jamais être exclusif ; mais que vous donniez vous-même le coup de mort par celui de votre lancette, ou couriez les risques de le donner, c'est là qu'il faut s'abstenir, si vous avez une conscience et si vous savez assez raisonner pour voir les conséquences de ce que vous allez faire.

Je m'arrêterai donc ici sur la maladie où la saignée est

le plus en vogue et où elle fait généralement le plus
de mal : je veux parler des pneumonies, où l'on ne
voit que le stade d'inflamation, sans s'occuper de
celui qui le suivra, c'est-à-dire l'expectoration qui
doit dégager les poumons de toutes les mucosités ou
matières visqueuses qui s'y forment et qui tendent à produire l'hépatisation. Vous avez affaire à un sujet adulte et
vigoureux, vous lui ôterez peut-être bien impunément
quelques palettes de sang, quoique cependant il soit toujours d'une grande témérité de dépasser, comme on le fait
trop souvent par des coups de lancette très rapprochés, une
émission de plus d'une soixantaine d'onces, c'est-à-dire
de plus de deux kilogrammes, ce qui, chez l'homme
de stature et de force ordinaires, forme, à quelque chose
près, la moitié du fluide qui coule dans ses veines ; mais
n'être pas sobre de ce genre de médication près de l'enfance et du vieillard surtout, c'est vouloir rendre la mort
inévitable et se jouer des ressources qu'a la nature pour
surmonter elle-même les crises par lesquelles il lui faut
passer. Et à quel nombre portez-vous vos guérisons par ce
genre de traitement? Aux deux tiers à grande peine et à
peu près à zéro dans la vieillesse, lorsque Laennec, qui
s'était occupé spécialement des affections des poumouns et
avait inventé le stéthoscope, ne perdait pas le vingtième
des personnes qu'il traitait dans les fluxions de poitrine,
ainsi que je le lui ai entendu dire dans ses cours au Collège
de France, et cela par l'emploi simplement des vomitifs ou
des éméto-cathartiques sans le concours de la saignée. Je
puis dire ici que mon père était tout aussi heureux dans le
traitement des pneumonies, qu'il regardait comme un jeu
pour ainsi dire, en se bornant le plus souvent, avec ou sans la
médication de Laennec, à l'application de topiques ou cata-
plasmes émollients sur la poitrine, de sinapismes aux jambes,
quelquefois de sangsues sur le côté, lorsqu'il y existait une
douleur pongitive, conjointement avec des boissons adoucissantes et mucilagineuses; mais de saignées, presque jamais,
à moins qu'il n'eut affaire à un individu excessivement vigoureux et pléthorique, et alors, comme docteur, ne maniant

pas la lancette il recourait à son ami, M. Mirault, père, qui habituellement était son aide en chirurgie. Je citerai ici comme exemple d'une médication aussi affligeante que celle d'aujourd'hui, ainsi qu'il peut être attesté par beaucoup de personnes qui se le rappellent, ce qui arriva en 1821, au collège de Beaupreau, où, élève alors de Rhétorique, je fus pris, le même jour et presqu'à la même heure, d'une fluxion de poitrine, avec un de mes camarades, nommé Rondeau, qui, très vigoureux, semblait devoir très bien supporter la saignée qu'on· lui pratiqua dès le début. Quant à moi, je me refusai au coup de lancette, voulant avoir, avant tout, l'avis de mon père, près duquel on dépêcha un exprès à Angers, et qui, arrivé le lendemain, me loua fort de ne pas m'être laissé saigner, parce que, disait-il, on m'eût tué comme on avait tué mon camarade, qui n'avait pas, ajouta-t-il, pour trois jours à vivre, et qui, en effet, succomba le surlendemain. Et quelle fut ici la cause de la mort de ce pauvre jeune homme ? vous devriez la deviner, quand l'asphyxie devient la conséquence nécessaire de l'état de faiblesse et d'adynamie où vous avez, par la saignée, réduit votre malade, qui avait besoin de toutes ses forces pour expectorer et cracher ensuite toutes les mucosités qui obstruent les bronches jusque dans leurs plus petites ramifications et empêchent ainsi le passage de l'air. Et vous dites que vous n'êtes pas ici un bourreau ; mais je maintiens le contraire; et si, pour vous disculper, vous alléguez, ce qui est toujours la sauvegarde du médecin, que le sujet était usé et ne pouvait pas supporter une telle maladie, moi je vous dirai que c'est vous-même qui l'avez usé par votre terrible lancette, comme vous usez le pauvre phthisique, dont le sang n'est pas chez lui le principe délétère, quand il n'en a pas trop pour vivre, quand, tout au contraire, il aurait besoin qu'on lui en ajoutât, puisque les poitrinaires sont tous en général d'une constitution lymphatique, et auquel, en un mot, vous avez donné le coup de grâce, pour ainsi dire, sous l'apparence d'un soulagement qui ne sera qu'éphémère et nécessitera, pour la formation d'un nouveau sang, un travail qui, chez lui, achève d'épuiser l'organisme. N'avez-vous pas été un bourreau, lorsque (remède cent fois pire que le mal et auquel, hélas ! vous et quelques-uns de vos confrères osez, trop souvent encore, recourir, pour arriver au même résultat), lorsque, dis-je, pour préserver ce pauvre M. Poi.... d'une inflammation du larynx, suite d'un coup de soleil sur la partie antérieure du cou, vous lui avez enlevé, par quatre saignées consécutives, tout le sang dont il avait besoin pour exister, et l'avez vu mourir étouffé sous le dernier coup de votre lancette, comme expirait à votre troisième, en cherchant de l'air qu'il ne pouvait plus trouver, faute du fluide nécessaire pour déterminer le jeu des poumons, ce malheureux père Co....., aux 72 ans duquel vous ne songiez pas et dont vous ne voyiez que la pleuro-pneumonie (Puisqu'il faut citer quelques faits sur les centaines que je tiens en réserve) ? Vous êtes un bourreau enfin, quand, au commencement du printemps et de l'automne, ou à la moindre rougeur de la face de votre client et à la plus petite congestion au cerveau comme au plus petit étourdissement, vous allez lui pratiquer une saignée, qui ne sera qu'un acheminement vers une congestion plus grande ou peut-être même la cause d'une apoplexie, par l'habitude funeste que vous allez lui donner, lorsque tant d'autres moyens vous restent pour empêcher les ravages du sang et en diminuer la masse, si toutefois il surabonde, et lorsque, le plus souvent, il suffit d'en changer le cours : le Créateur, dans sa sagesse, ayant mis un équilibre convenable entre les solides et les liquides de notre être, équilibre qui peut être troublé momentanément, mais que suffisent pour rétablir promptement, si on sait les écouter, les leçons seules qui nous sont dictées par les lois qui président à notre conservation. J'ajouterai que c'est à l'aide des applications de sangsues ou, n'importe la forme, des évacuations sanguines trop abondantes et qui dérangent l'économie habituelle, que la médecine a eu le talent de trouver une véritable maladie dans l'âge critique de la femme ; époque qui pourtant, à son état de nature, telle que nous la voyons chez les paysannes, n'a vraiment rien de bien terrible et ne demande

qu'à être aidée par de très simples moyens, par la sobriété
dans la nourriture, par des boissons délayantes, des fruits,
du laitage, et surtout, loin da la vie de mollesse, par l'exercice et la fatigue même, qui provoquent la transpiration
si propre à débarrasser du trop plein des vaisseaux. C'est
que, je le dis hardiment, les médecins semblaient être faits
autrefois pour les maladies, tandis qu'aujourd'hui ce sont
bien plutôt les maladies qui sembleraient faites pour les
premiers.

Si c'était une honte, pour la profession, qu'on ait vu,
dans certaines campagnes, la maison du médecin convertie,
le dimanche, en espèce d'officine où, après la messe, une
cuvette était toujours à attendre le paysan qui se trouvait
la tête trop chaude ou le visage trop enluminé et qui venait
chercher, sous le coup d'une lancette trop complaisante et
peut-être trop spéculative, le soulagement qu'il eût trouvé
bien plus naturellement et plus salutairement aussi dans
une plus grande sobriété et dans moins de fréquentation
surtout des cabarets , si la médecine aujourd'hui ne se dé-
grade plus à ce point, il lui reste donc néanmoins beaucoup à faire encore pour ne pas s'écarter de la mission
sainte qu'elle a à remplir, celle d'être avant tout l'auxi-
liaire de la nature ; ce à quoi le praticien ne peut parvenir que par moins de promptitude dans ses prescriptions
et une étude plus approfondie des désordres qui sont
venus entraver les lois d'équilibre de notre organisme,
prenant, pour première base des principes de son art, ce
vieil adage de nos pères : *ablatâ causâ, tollitur effectus*, qui
lui apprendra qu'il ne doit pas s'arrêter aux symptômes ,
qui ne sont là que le simple effet, et qu'il lui reste à sonder
le mal dans sa racine , pour bien en découvrir le siège et
en combattre efficacement la cause.

Sans doute ce serait pousser trop loin l'antipathie ou la
répulsion contre les saignées que de vouloir s'en prendre
aux médecins des cas de phlébite ou inflammation de la
veine, qui se déclarent quelquefo's après l'application de
la lancette et qui souvent ont, dans l'espace de quelques
jours , une terminaison si funeste. L'opérateur est assuré-

ment là fort innocent des accidents qui se produisent et qui,
par suite du désordre apporté dans tout le système vascu-
laire, peuvent occasionner la mort de l'homme dela plus
brillante santé; car personne n'oserait l'accuser d'avoir mis
de la négligence dans la propreté de son instrument et de
s'être servi, sans l'avoir bien nettoyée, d'une lame avec laquelle il eut vacciné ou fait la ponction de quelque abcès
ou dépôt, quand la disposition de la personne qu'on saigne
peut suffire, sans qu'il soit possible souvent de l'expliquer,
pour déterminer cette terrible phlébite, qui me semblerait
devoir être combattue avantageusement, soit dit en passant,
par des bains généraux et presque continus durant plusieurs jours. Tant il est vrai qu'il ne faut pas se faire un jeu,
comme on le fait trop aujourd'hui, d'une opération qui
peut entraîner après elle d'aussi funestes conséquences,
et dont on a tort d'abandonner l'appréciation de l'opportu-
nité à des sœurs gardes-malades, qui ne devraient la pratiquer que sur la prescription du médecin.

Je m'arrête et j'eusse dû le faire plus tôt, quand, sans
m'étendre sur les inconvénients et les dangers trop souvent qu'entraîne la saignée, je devais, pour sa condamnation sans appel, me borner à rappeler ce que des gens fort
judicieux ont dit bien avant moi, à savoir que, notre sang
se décomposant et se renouvelant sans cesse, la nature a
soin constamment de nous débarrasser de tout ce qu'il
peut avoir d'impropre et de vicié, tandis que la lancette
nous enlève indistinctement en outre, cela au détriment
de nos organes, tout ce que ses principes contiennent de
plus subtil et de plus pur.

Ferais-je mieux que les autres, si je m'étais adonné à exercer la médecine? l'assurer serait téméraire, quand surtout
l'on peut s'aveugler comme s'égarer dans la pratique; mais du
moins, je le crois, j'aurais eu la conscience de bien étudier
une affection quelconque avant de l'attaquer et surtout
avant de recourir à la phlébotomie, si pernicieuse en bien
des cas, ainsi que nous avons essayé de le démontrer. Ce
n'est point une leçon du reste (quoique je ne craigne
aucune réponse) que je prétends donner ici à quelques

médecins, qui heureusement aujourd'hui ne forment pas
le plus grand nombre et qui, d'ailleurs, resteraient incor-
rigibles ; mais c'est bien plutôt un avertissement pour les
personnes qui, sans raisonner, recourent trop souvent à la
saignée ou pour celles qui auront encore la force de ne pas
se laisser victimer par l'abus qu'on pourrait faire, chez
elles, d'une médication à laquelle il ne faut s'adresser qu'a-
vec réserve ; médication que n'ont jamais guère connue,
d'après les documents recueillis, ceux qui deviennent cen-
tenaires, et à laquelle, pas plus qu'à aucune autre évacua-
tion sanguine, je n'ai jamais eu recours pour mon propre
compte ; ce à quoi j'ai dû, peut-être, le maintien cons-
tant de la plus parfaite santé ; médication, en un mot, que
je veux être écartée de mon chevet jusqu'à mon dernier
jour, par les personnes qui m'entoureront, si j'ai le malheur
de ne plus avoir la tête à moi pour savoir ce qui pourra
me convenir ou non, et si je dois tomber dans les mains
d'un autre disciple d'Esculape ; quelque soit le bien, je
le confesse, que puisse faire la médecine sagement raison-
née dans la pratique, comme il resterait quelque peu à
désirer qu'elle le fut par la nouvelle école.

Pour reprendre l'histoire de mes travaux :

Ne voulant donc être qu'orthopédiste, je résolus de me
borner, pour le moment, à rester simple chirurgien dans
cette partie ; et, sans perdre de temps, tout en cherchant
dans un peu de repos la guérison de mes yeux, je vins
m'installer, à la fin de 1826, dans ma ville natale, pour commencer à y traiter les difformités de pieds, suivant la méthode que j'avais longuement étudiée à l'école de M. Divernois, à
Paris. La clientèle ne se fit pas attendre ; mais il fallut et mon
désir de parvenir et la confiance que j'avais dans ma méthode de traitement, pour accepter les sujets qui me furent
présentés tout d'abord, avec les difformités les plus horribles,
sur lesquelles n'avaient rien pu tous les moyens de redressement qui avaient été tentés auparavant. Je n'avais pas
trop présumé de mes forces ; et les guérisons les plus com-
plètes de ces mêmes sujets, soumises dès 1827 et 1828 à

la Société de Médecine d'Angers, suffirent pour établir de suite ma réputation et m'attirer les éloges les plus flatteurs de tous les médecins du département. Il n'en fallait pas davantage pour doubler mon zèle ; et, tout en suivant la méthode de Venel, pour le traitement des pieds, je songeai à devenir créateur pour celui des déviations de la taille.

Jusque-là, toutes les jeunes personnes affectées de courbures de la colonne vertébrale avaient été victimes de l'orthopédie, sans en obtenir de grands avantages, je puis dire même sans en obtenir aucun ; et je m'estimais heureux de pouvoir les retirer enfin de dessus les lits d'extension et de torture, dont j'avais étudié tous les inconvénients et les dangers, chez M. Divernois, qui ne réussissait pas sur ce genre de difformités. Après de nombreuses recherches, j'eus donc l'heureuse idée d'appliquer, comme je le faisais pour le redressement des pieds, un levier pour combattre les déviations, en profitant de l'action musculaire déterminée par les lois d'équilibre. Mes essais furent couronnés de succès, et les sujets redressés en fort peu de mois, que je présentai en 1828 et 1829 à la Société de Médecine d'Angers, parvinrent à faire évacuer de la maison voisine, que j'avais en concurrence et que dirigeait une dame Vilette, toutes les jeunes personnes qui y étaient vainement étendues sur des lits de traction. Mais, pour rester maître de la place, il me fallut combattre par des arguments insérés au *journal de Maine et Loire* (juillet, août, septembre et octobre 1829), les dires du médecin attaché à cet établissement et qui, en dehors de la bonne foi qu'il y mettait sans nul doute, avait ici un intérêt personnel à soutenir la cause de l'extension : premier début dans mes luttes orthopédiques et qui me fut d'autant plus pénible que je me mettais ainsi en hostilité avec un des professeurs de l'École de Médecine d'Angers, que j'estimais le plus, dont j'avais avec le plus de plaisir suivi les cours, et que je fus privé de fréquenter durant plus de quatre ans, jusqu'à ce qu'une circonstance particulière l'ayant amené près d'une de mes pensionnaires de l'hôtel Besnardière, je saisis cette occasion pour lui soumettre mon nouveau mode de traitement des déviations, qu'il avait combattu sans le connaître et dont il ne put s'empêcher de convenir alors de toute la supériorité; et, depuis ce jour, je me suis trouvé heureux et fier de conserver ses sympathies et de lui donner de nombreuses preuves des miennes.

Mon procès était gagné à Angers, c'est-à-dire que je n'y avais plus de concurrents et que tous les médecins s'accordaient à regarder mon traitement des déviations de la taille comme préférable à tout ce qu'on avait fait jusqu'à ce jour dans cette partie de la chirurgie, se faisant les uns comme les autres, sans exception d'un seul, un plaisir de m'adresser des sujets contrefaits, pour en constater les guérisons. Je songeai alors à me produire sur un plus vaste théâtre; et, patroné par M. Chevreul, de l'Institut, dont le père, notre célèbre directeur de l'École de Médecine, ainsi que le docteur Guépin m'engageaient à ne pas me restreindre au cercle étroit de notre ville ou simplement du département, je me rendis en 1833 à Paris, avec deux jeunes personnes, contrefaites, pour les soumettre à l'Académie des Sciences, qui, afin de faire suivre toutes les phases de leur traitement, nomma une commission dont les membres furent MM. Serres, Blainville, Dulong, Duméril, Double, Larrey, Magendie, Roux et Savart. Deux à trois fois par semaine, il venaient voir la marche du redressement des jeunes personnes, à l'hôtel de Tours, place de la Bourse, où je m'étais installé avec elles et une dame de compagnie, sans reculer devant les frais énormes où m'entraînait un tel séjour, tant je tenais à bien convaincre l'Académie comme les autres médecins, en bien grand nombre, qui venaient également les visiter, de tous les avantages de ma méthode de traitement. Au bout de cinq mois, mes deux sujets pouvaient être regardés comme complètement redressés, et je convoquai tous les membres de la commission, pour qu'ils pussent constater ensemble la guérison obtenue. Leurs voix furent unanimes pour me féliciter; et je dus espérer, en quittant Paris, sur ce que m'avaient dit isolément quelques-uns d'entre-eux, que mes travaux seraient récompensés et qu'une couronne m'était destinée à l'Institut, au nombre des prix Monthyon. Cependant, un mois plus tard, je recevais une lettre de M. Chevreul, qui, dans l'intérêt qu'il me portait, me réprimandait fortement de n'avoir pas laissé, comme il était convenu que je devais le faire, ma ceinture d'inclinaison au secrétariat de l'Académie, pour que la commission fût à même de l'étudier et d'en raisonner, les pièces à la main, pour ensuite me décerner la récompense de ma découverte. Parti de suite en poste, je vais immédiattement, en arrivant à Paris, trouver le docteur Serres, président de la commission, pour me rendre avec lui à l'Institut et m'assurer si ma ceinture n'était plus où elle avait été déposée devant moi et après avoir été inscrite sur les registres. Elle n'avait pas bougé de place, et le chef du secrétariat, interpellé par moi pourquoi il ne l'avait pas remise à la commission Monthyon, lorsqu'elle s'était réunie pour se prononcer à son sujet, répondit qu'ou ne la leur avait pas demandée. Évidemment tout cela était un fait exprès ; et sur ma réclamation près de M. Serres, contre un tel procédé, il se contenta de me dire : représentez-vous la prochaine année, si vous voulez encore concourir ; c'est-à-dire, tant pis pour vous, si vous avez dépensé cinq à six mille francs en frais de route et pour votre séjour prolongé à Paris ; tant pis pour vous, si votre établissement d'Angers a considérablement souffert de vos lougues abscences ; tant pis pour vous, si vous vous êtes désintéressé pour le traitement des jeunes personnes que les parents ont consenti à laisser présenter à notre commission ; retrouvez-en d'autres, aussi complaisantes, si vous le pouvez ; faites de nouvelles dépenses, si votre bourse le permet encore, et nous verrons, cette fois, si nous vous donnerons ou non une couronne et une récompense pécuniaire.

C'en était bien assez pour que j'en restasse là ; mais tous les médecins d'Angers m'engageaient à concourir de nouveau, et M. Chevreul, de l'Institut, me faisait espérer que l'on mettrait plus de conscience désormais, pour ne pas dire plus de bonne foi. Je me résignai donc, dix-huit mois

plus tard, à présenter trois nouveaux sujets, avec lesquels je
me rendis encore, accompagné de ma femme, au même hôtel
de Tours, place de la Bourse, pour y rester jusqu'à leur guérison. Mon établissement de l'hôtel Besnardière, à Angers,
continuant de marcher toujours, il me fallait, presque toutes
les semaines, y revenir en poste passer deux ou trois jours,
près des malades que j'y avais et qui restaient à la garde
de ma mère et d'une dame de compagnie. Je ne puis dire
tout ce qu'il m'a fallu dépenser pour ces voyages multi-
pliés et pour ce nouveau séjour à Paris, avec quatre personnes, dans un hôtel comme celui que nous avions choisi
et où il nous fallait un appartement convenable pour
recevoir les membres des commissions et tous les médecins
de la capitale, qui ne cessaient pas de venir, les uns après
les autres, prendre connaissance de ma méthode de traitement, et que je suppose s'être élevés au nombre de plus
de trois cents. Je parle ici des commissions, parce qu'outre celle de l'Académie des Sciences, j'en avais également
demandé une à l'Académie de Médecine, qui avait nommé
pour remplir cette mission, les docteurs Bricheteau, Husson, Double, François, Itard et Paul Dubois. Presque tous
les jours je recevais des visites de quelques uns des membres de ces deux corps savants, qui tenaient à suivre jusqu'à la fin le traitement dans toutes ses phases. Enfin, au
bout de quatre mois et demi, deux des jeunes personnes
soumises à la méthode d'inclinaison se trouvaient entièrement droites, et la troisième était assez avancée dans sa guérison pour que je pusse songer à ramener tout mon monde
à Angers, après avoir convoqué, une dernière fois, les commissions et les avoir mises à même de porter leur juge-
ment.

Je devais bien espérer également et de l'Académie de
Médecine et de l'Institut, d'après la satisfaction que m'a-
vaient semblé causer à tous, des guérisons si rapides,
quand, pour arriver à pareil résultat, il eût fallu deux ou
trois ans de traitement par les anciennes méthodes,
comme l'avaient demandé pour les mêmes sujets, avant
que je leur eusse commencé mes soins, les docteurs Gué-

rin, Pravaz, Bouvier et Laguerre, dont je possède encore
les consultations écrites. Il m'était permis, dis-je, de bien
espérer des deux Académies, quoique j'eusse dû être sur-
pris des difficultés que trouvaient encore à opposer les
docteurs Serres, Double et Bréchet (ce dernier avait été
nommé à la place de M. Magendie), objectant, tout en
reconnaissant les guérisons obtenues, que le traitement
ayant duré plus de trois mois, la commission Monthyon,
qui n'était formée que pour ce laps de temps, ne pouvait
pas être appelée à juger sur des sujets présentés à la commission de l'année précédente ; singulier moyen de me
mettre encore hors de concours et contre lequel s'indi-
gnèrent MM. Dulong, Blainville et Duméril, qui jurèrent
que, s'il devait en être ainsi et si l'on poussait aussi loin
l'injustice à mon égard, il cessaient pour toujours de faire
partie de cette commission ; ce qui fit revenir de leur
décision les membres adverses, qui déclarèrent alors devoir continuer les travaux de la commission précédente,
quand du reste pas un membre n'avait été changé et
quand tous reconnaissaient leurs signatures sur les plâtres
des difformités, le docteur Serres étant d'ailleurs toujours
resté président de cette commission. Je pouvais donc m'en
aller d'autant plus tranquille que M. Chevreul, qui con-
naissait l'opinion de plusieurs des membres à l'égard de
mon traitement, m'avait assuré (il est encore là pour en
témoigner) que le prix ne me ferait pas défaut cette fois.
Quelques jours s'étaient à peine écoulés depuis mon
retour à Angers que je reçois encore une lettre de ce
même M. Chevreul, qui voulait bien toujours me continuer
le même intérêt et qui ne concevait pas, m'écrivait-il,
que j'eusse pu omettre de déposer à l'Institut mon appareil
à inclinaison, sur lequel avait à se prononcer la commission
Monthyon. Trente heures étaient à peine écoulées, que
j'arrivais en poste à Paris ; mais quel ne fût pas mon éton-
nement, lorsque m'étant présenté au secrétariat de l'Académie des Sciences, je n'y trouvai plus la ceinture que
j'y avais déposée et qui avait disparue, ainsi que la serviette
qui l'enveloppait, sansque personne n'ait jamais pu s'expli-

quer cette disparition ? la commission avait clos ses séances, et je me trouvais de la sorte remis à une troisième année ; mais j'en avais assez de mes déboursés énormes comme de la justice des hommes, et je crus devoir envoyer se promener et le prix Monthyon et ceux qui savaient si justement le décerner et dont la majeure partie (j'excepterai toujours MM. Dulong, Blainville, Duméril et Savart), agissaient évidemment sous l'influence de leurs amis intimes, que l'on verra bientôt être mes ennemis jurés, parce que j'étais leur concurrent.

Il me restait le rapport de l'Académie de Médecine, sur lequel je me reposais, connaissant l'impartialité de tous les membres de la commission. Les conclusions furent en eff t toutes en ma faveur, ou du moins en faveur de mon système de traitement et semblaient me donner le monopole en orthopédie, en établissant la supériorité de ma méthode. Je ne songeai donc plus qu'à ouvrir l'établissement que je voulais former à Paris, comme succursale de celui d'Angers, et pour lequel j'avais loué une maison au n° 21, de la rue des Batailles, à Chaillot. Mais, au moment même où je croyais recevoir enfin la récompense de mes travaux, allaient commencer pour moi les luttes les plus terribles : immédiatement après la lecture du rapport, et, à l'instant où l'on allait voter son adoption, (8 septembre 1835), une voix s'élève d'une des tribunes de l'Académie, pour demander la suspension de ce même vote : c'était le docteur Guérin, qui, lui aussi, était directeur d'un établissement Orthopédique et qui redoutait le coup qu'allait lui porter une telle sanction. Il prétendait que les trois sujets que j'avais redressés sous les yeux des membres de la commission, n'avaient jamais été difformes, quoiqu'il eût été consulté lui-même pour leurs déviations et eut demandé de dix-huit mois à deux ans pour leur redressement, sans même oser le promettre complet; il prétendait, dis-je, que ces jeunes personnes n'étaient pas difformes naturellement et que je les avais contrefaites avec mon appareil, pour les redresser ensuite. L'on sait quelles discussions s'élevèrent pendant plus de cinq mois au sein de l'Académie, par suite

de telles allégations, les discours qui, au milieu des attaques lancées contre moi par les amis de Guérin, furent
prononcés en ma faveur par les docteurs Bricheteau,
Husson, Villermé, Guéneau de Mussy, Ollivier d'Angers,
Bouillaud, etc., etc., et la manière courageuse dont je
soutins le combat, en me rendant en poste, tous les quinze
jours, à Paris, pour répondre, par des mémoires, à toutes les
argumentations de mes audacieux adversaires, jusqu'à ce
que, le 12 janvier 1836, la vérité put enfin se faire jour et
la justice de l'Académie de Médecine déclarer mensongères
les accusations du docteur Guérin, en sanctionnant le premier rapport de la commission en faveur de mon traitement et le faisant suivre d'un second. Il était temps ; mes
ressources étaient épuisées : depuis plus d'une demi année, j'avais à supporter, avec tous mes frais de voyages et
d'impression de mémoires, ceux du loyer de l'établissement que j'avais formé à Chaillot, comme des honoraires
et de la nourriture du médecin que j'y avais installé, avec
toute sa famille, également à mes charges, ainsi qu'un
personnel *ad hoc*. C'est-à-dire que près de cinquante mille
francs avaient été absorbés dans l'espace de trois ans, par
tout ce que m'avait porté à faire le désir d'attacher mon
nom à la partie de la chirurgie que j'exerçais, et de bien
mériter ainsi de mes compatriotes, dont il m'était permis
d'attendre tout autrement que je n'ai trouvé.

Mes luttes terminées victorieusement à l'Académie de
Médecine, je devais me laver, devant les tribunaux, de
l'accusation calomnieuse du docteur Guérin, d'avoir tor-
turé des jeunes personnes pour obtenir des déviations fac-
tices ; et les condamnations flétrissantes portées contre lui
en police correctionnelle et en appel, malgré la défense pré
sentée en sa faveur par Mes Odillon-Barot et Chaix-d'Est-
Ange ensuite, m'avaient entouré de toute la gloire que je
pouvais désirer et avaient donné à mon établissement de
Paris une célébrité à laquelle même je n'eusse jamais
osé prétendre.

Après de tels succès, mon retour à Angers devait être
fêté ; et je ne dus pas m'étonner des éloges qui me furent

tout d'abord adressés par tous les médecins , et de la manière amicale surtout dont l'un d'eux , qui avait évidemment ses vues, me prit le bras , quoique nous ne fussions ni du même âge ni des mêmes cours, pour aider ma marche et me conduire ainsi de la place Saint-Maurice à celle du Pilori ; cordialité qui certes eut pu me surprendre et qui venait bien mal après le refus qu'il m'avait fait de m'aider d'une simple attestation , quelques mois auparavant, lors de mes luttes avec le terrible Guérin, qu'il supposait devoir l'emporter sur moi, avec sa toute-puissance à Paris, où je n'avais pour me soutenir que la seule force de ma cause.

Par suite des rapports de l'Académie , mes établissements de Paris et d'Angers avaient trop de prospérité pour que je ne fusse pas en butte à la jalousie ainsi qu'à la concurrence; et je vis, avant peu, s'élever, de toutes parts, des contrefacteurs. D'après mon traité d'association avec le docteur Tavernier, qui dirigeait la maison de Chaillot, j'étais obligé, pour prétendre à ma part sur les recettes, de poursuivre tous ceux dont il me ferait connaître le plagiat, muni que j'étais d'un brevet d'invention pour ma ceinture à inclinaison : il me fallut donc, dès 1838, commencer une série de poursuites et de procès, qui ont pu faire croire que j'avais du goût pour la chicane, mais contre lesquels, tout au contraire, je me dépitais, chaque jour, voyant absorber, par là, la majeure partie de mon temps dans les voyages, comme dans les veilles pour la composition de mes mémoires judiciaires, et presque tout ce que me produisait l'établissement de Paris. Je n'exagère pas le chiffre, en portant à près de cent mille francs ce que j'ai été contraint de dépenser pour toutes ces poursuites en contrefaçon , quoique j'en sois toujours sorti victorieux : les indemnités accordées à n'importe quel inventeur, qui défend son privilège, n'étant presque jamais rien, d'après la législation française, qui n'est guère propre à encourager les découvertes. Sans donner ici les noms de tous les contrefacteurs que j'ai fait condamner et qui, en usurpant mes droits, prouvaient suffisamment, par là seul, le cas

qu'ils faisaient de ma méthode de traitement des déviations, je me bornerai à dire que, parmi les avocats adverses qui m'ont été opposés, c'est-à-dire qui ont été opposés
à celui que j'ai, depuis le premier jour jusqu'au dernier,
toujours chargé de plaider ma cause, Me Paillard de Ville-
neuve du bareau de Paris, j'ai eu le plaisir d'admirer, dans
leur habileté et leur éloquence, les Hennequin, les Odillon-
Barot, les Baroche, les Chaix-d'Est-Ange, les Marie, etc.,
etc., sans qu'aucun n'ait pu, malgré tout son talent, rendre aux yeux des juges son client innocent.

Je pourrais bien parler encore des poursuites qu'il m'a
fallu exercer contre mon associé de Paris, pour défendre
mes droits, sur lesquels il empiétait quelque peu trop ;
mais ces dernières m'ont été trop pénibles, après toute la
gloire que nous avions partagée ensemble, et je respecte
trop la mémoire du docteur Tavernier, qu'au bout de
quinze années d'une bonne entente pour l'application de
nos moyens de traitement, une maladie de quarante-huit
heures est venue enlever à la famille dont il était ado-
ré, ainsi que, certes, il le méritait à tous égards, mais ces
poursuites, dis-je, dont je suis également sorti victorieux,
m'ont été trop pénibles pour que je veuille faire autre
chose ici que de verser une larme sur la tombe de mon
honorable collaborateur et confrère.

Tout autrement, je devrai longuement m'arrêter sur
le procès que j'ai été contraint de faire à un compatriote,
je puis dire un Angevin, plus perfide que tous les autres
contrefacteurs et dont le nom sonne bien mal aujourd'hui
dans la société, après les rôles qu'il y a joués et les condamnations qu'il a subies en police correctionnelle en dehors de celles qui avaient rapport à moi. Le docteur B...,
voyant les succès qu'obtenait ma méthode de traitement
des déviations et retirant à peine de quoi vivre de sa
clientèle médicale, était venu s'offrir pour aller, en mon
nom, former un établissement en Angleterre, ou du moins
pour y traiter les déviations de la taille, très communes
sous ce climat. Je le fis assister, pendant près de trois
mois, à tous mes pansements, pour bien l'initier au système

d'inclinaison, et lui remis, avec de l'argent, des lettres de recommandation près des docteurs Amesbury, Laurence et Bureau-Riofrey, de Londres, qui m'avaient adressé des sujets pour être soumis à mon traitement , et avec lesquels je conservais des rapports. Après avoir passé deux mois dans cette capitale, sans y faire autre chose que de manger tout ce que je lui avais remis pour engager l'affaire, et après même y avoir vendu, pour quatre cents francs à son profit, ma méthode de traitement, ce que je ne sus que six mois plus tard, en me rendant moi-même à Londres, il revint, feignant le découragement et déclarant que ma méthode avait été importée en Angleterre avant qu'il y fut arrivé, il revint, dis-je, me supplier de l'utiliser par ailleurs ; et j'eus la bonhomie de lui confier encore l'exploitation du brevet que je venais, moyennant mille francs, de prendre en Belgique. A partir de ce jour, nos relations cessèrent complètement, et je ne savais plus ce qu'il était devenu, quand, tout à-coup, l'on m'informe qu'il vient à Angers même exercer l'Orthopédie contre moi, se disant inventeur d'un système de traitement bien préférable au mien, qu'il avait assez étudié, osait-il ajouter, pour en connaître tous les désavantages. Ce qui dut m'être le plus pénible d'abord, ce fut d'apprendre que deux médecins d'Angers s'étaient accolés à lui, pour ses traitements, c'est-à-dire s'étaient engagés à lui adresser les personnes de leur clientèle qui auraient besoin de ses soins, profitant de ce que je l'avais mis au courant de ma méthode de redressement. Ces médecins, qu'il me coûterait de nommer ici, mais qui se reconnaîtront fort bien eux-mêmes, étaient au nombre de ceux précisément qui avaient le plus prôné mes succès, sur lesquels je me reposais le plus et qui, dans la difficulté que j'éprouvais à monter les escaliers, me prenaient par le bras et me portaient pour ainsi dire, lorsque j'allais lire à la Société de Médecine quelques mémoires sur les cures que j'avais obtenues.

Je dus poursuivre l'audacieux contrefacteur, qui, au lieu d'exploiter mon brevet de Belgique, qu'il laissa perdre, venait me faire concurrence dans ma propre ville, en se

vantant d'avoir un meilleur procédé que le mien. Outre ce
que réclamaient mes intérêts pécuniaires , il allait de mon
honneur de prouver que sa méthode n'était autre que la
mienne , celle qu'il était venu étudier dans ma maison, pour
ne l'exercer que sous mon patronage. Il me fut facile d'arriver promptement à la saisie des appareils qu'il employait.
Le plus long devait être de parvenir à obtenir un juge-
ment, et l'on dut nommer auparavant des experts qui
pussent établir l'identité de formes et de principes entre
ma ceinture brevetée et celles que j'avais saisies. Parmi
ces experts, au nombre de trois , furent choisis précisément les deux médecins qui se servaient du sieur B.···· ,
pour faire traiter leurs clientes et qui, dès-lors, se trouvaient dans une position fort difficile, craignant, d'une
part, d'aller contre la vérité et, de l'autre, d'être hostiles à
leur confrère, je pourrais dire presque à leur ami, quoique
ces Messieurs, sans doute, ne fussent guère flattés aujour-
d'hui des poignées de main qu'il pourrait leur donner. Aussi
sachant très bien que je pouvais les taxer d'être juges et
parties dans l'affaire , ne tardèrent-ils pas, après néanmoins plusieurs réunions pour l'examen des pièces saisies,
à se recuser , se déclarant , chose singulière, incompétents
dans la question. Depuis lors, j'ai trouvé, de la part de ces
deux médecins, l'hostilité la plus acharnée, sans que cepen-
pendant ils n'aient jamais osé la trop montrer ostensible ,
dans la crainte de se laisser voir en opposition flagrante
avec les nombreux certificats qu'ils avaient, dans un temps,
donnés en faveur de mon étalissement et du mode de
traitement que j'y employais. Mais il est toujours des
moyens, même en agissant dans l'ombre, et ce sont là les
plus perfides, de faire tort à celui auquel on a juré une
haine implacable; et quand, dans l'impossibilité où l'on est
de parler contre l'homme qu'on a prôné et porté presqu'aux nues, l'on va jusqu'à répondre aux personnes qui
s'en informent, *qu'on ne le connaît pas,* oh ! alors il n'y
a plus à espérer de réconciliation ; et je ne puis que m'af-
fliger d'avoir perdu, pour avoir su bien légitimement me
défendre dans mes intérêts, d'avoir perdu, dis-je, les sym-

pathies de deux des pratriciens d'Angers auxquels j'accordais le plus d'estime. Je n'ai rien, du reste, de leur caractère ; je ne nourris pas la rancune et leur pardonne de grand cœur le tort immense qu'ils m'ont fait, je le sais trop, ainsi que la clientèle qu'ils m'ont enlevée, comme celle qu'il chercheront, jusqu'à leur dernier jour, je n'en doute pas, à m'enlever encore ou du moins à détourner de recourir à moi, quoique toujours convaincus du bien qu'on en pourrait obtenir (1). Ces deux experts une fois retirés, il fallait les remplacer ; et deux autres ayant été nommés par le tribunal, leur appréciation ne fut pas longue à me faire rendre justice, par la condamnation du docteur B. ..., en dix mille francs de dommages-intérêts et les frais ; condamnation maintenue par la Cour d'appel, mais qui me laissa forcément la charge de toute la procédure, charge de plus de cinq mille francs, mon adversaire étant insolvable et ayant passé à l'étranger avant le prononcé de l'arrêt, sans me verser dès lors un sou d'indemnités.

Dans ces mêmes temps se passaient pour moi des jours de douleur, par la perte des personnes qui m'étaient les plus chères au monde et auxquelles semblaient attachées mes destinées ; et je ne puis passer ici, sans verser encore

---

(1) En dehors de lettres que nous sommes à même de produire‚ lettres au sujet desquelles ces mêmes médecins désiraient le secret, parce qu'au lieu de donner les renseignements qu'on leur demandait sur M. Hossard et son établissement, ils avaient recommandé d'autres orthopédistes, nous pourrions faire parler des sujets qui sont indignés et furieux de ce que ces messieurs les aient adressés à Paris et à Nantes, dans des maisons où ils ont été torturés inutilement et à grands frais, des années entières, tandis qu'ils eussent pu trouver bien plus près, c'est-à-dire à Angers, et en fort peu de temps, la guérison de leurs déviations, avec un appareil très simple et fort peu gênant. C'est ainsi encore que, par ces docteurs V.... de Nantes et B... .. de Paris ensuite, a été traitée et guérie à toute peine, en 14 ans (beau résultat qui a coûté près de 18 mille francs) une jeune personne d'Angers, dont le redressement de la difformité des pieds‚ aurait pu être également opéré dans sa propre ville, en quatre ou cinq mois au plus et sans qu'elle eut eu à souffrir le moindrement ni à continuer de porter des tiges de fer à ses chaussures, ce qui ne doit jamais avoir lieu, après toute guérison complète.

des larmes abondantes à la mémoire de celle surtout à laquelle j'avais donné mon nom et qui m'avait toujours secondé de son courage, en relevant bien souvent le mien, au milieu de mes travaux et de mes luttes. Forcé par mon associé de Paris, le docteur Tavernier, je dus cependant, deux années plus tard à peine et lorsque j'étais encore sous l'influence du plus profond chagrin ; engager des poursuites contre six nouveaux contrefacteurs à la fois ; procès qui devait être le dernier de ce genre, mais qui entraîna après lui des lenteurs et frais de toutes sortes, auxquels j'étais bien loin de m'attendre et qui m'ont fait payer bien cher la gloire de la victoire. Il s'agissait de combattre, une seconde fois, avec les bandagistes dont il se servait, le docteur Guérin de Paris, qui, après s'être fait voir, en 1835, devant l'Académie de Médecine, le plus acharné adversaire de ma méthode de traitement des déviations, s'en montrait le plus chaud partisan, lorsqu'en 1846 je pus faire la saisie de quelques-uns des appareils qu'il employait exclusivement dans sa clientèle, depuis plus de quatre ans, et auxquels il doit, en majeure partie, la grande fortune qu'il possède aujourd'hui. Le sieur Guérin avait de nombreux amis parmi les membres de l'Institut et de l'Académie; aussi fut-il difficile de trouver des personnes qui voulussent se charger de la mission d'experts dans cette affaire ; ce qui força le tribunal de faire plusieurs nominations consécutives et retarda, de près de deux ans, les débats sur le fond. Enfin trois hommes intègres et impartiaux osèrent, après un mûr te long examen, se prononcer affirmativement sur la contrefaçon, et mettre ainsi la justice en demeure de pouvoir être rendue.

Mais la révolution de 1848 étant survenue avant que l'affaire fut ramenée devant les tribunaux, une suspension de près de deux années, dans les débats judiciaires, reporta jusqu'en 1850 le commencement des plaidoiries. Les jugements furent ce quils devaient être, quant à la reconnaissance de la contrefaçon, d'après l'expertise qui avait eu lieu ; mais la cour s'étant refusée à l'enquête qu'on deman-

dait pour prouver, par les déclarations d'une vingtaine
d'ouvriers, en combien grand nombre, rien moins que
plusieurs milliers, avait été faite ma ceinture à inclinaison,
pour laquelle ils avaient travaillé pendant près d'une di-
zaine d'années, l'on ne basa les dommages-intérêts que
sur le petit nombre d'appareils saisis. Cinq mille fr. donc
seulement me furent accordés, dans un procès dont je devais en espérer bien plus d'une centaine de mille, et
qui ne m'avait coûté rien moins que vingt-cinq mille francs,
après tous mes déplacements, mes voyages en vingt endroits différents pour pratiquer des saisies, et surtout ceux
qu'il me fallait faire, tous les huit ou quinze jours, à Paris,
pour des remises successives et sans fin dans les plaidoiries et qui étaient provoquées tantôt par l'une, tantôt
par l'autre des parties intéressées, au nombre de sept;
remises dont semblaient dailleurs se jouer les tribunaux,
en ne tenant aucun compte de mes réclamations pour le
préjudice énorme que me causaient et mon éloignement
de mon établissement d'Angers et les allées et venues sem-
piternelles qu'il me fallait faire : *à huitaine ou à quinzaine*,
telle était la seule réponse du président, qui, au jour dési-
gné et lorsque je venais exprès d'arriver d'Angers, ren-
voyait de nouveau l'affaire à une autre audience tout
aussi peu définitive.

Enfin mon procès était gagné. J'avais atteint par là le
point capital, eu faisant condamner jusqu'en cassation et
le principal bandagiste de Paris, le sieur Charrière, et
le médecin qui avait fait le plus de bruit en orthopédie,
et possédé le plus bel établissement de la capitale, celui du
château de la Muette, au bois de Boulogne, et qui, en aban-
donnant tous les systèmes de traitement qu'il avait tant
prônés auparavant, pour ne plus se servir que du mien,
faisait, par là, le plus bel éloge de la méthode d'inclinaison, surtout après s'en être, quinze ans auparavant, dé-
claré l'ennemi le plus acharné. Ce dernier procès en contrefaçon attachait donc pour jamais mon nom à une découverte des plus heureuses pour la Société, en rendant
un immense service au sexe qui est le plus fréquemment

atteint des déviations et que, jusque-là, l'on n'avait fait que de torturer inutilement par les lits d'extension et autres appareils aussi barbares et irrationnels; service du reste que sont unanimes à reconnaître tous les nouveaux ouvrages de chirurgie, en constatant les avantages de la méthode d'inclinaison, présentée en 1835 à l'Académie de Médecine, par M. Hossard d'Angers, et appuyée d'ailleurs sur une masse compacte de guérisons; ainsi qu'on peut le lire, longuement motivé surtout, par le docteur Guersand, à la page 150 du tome XXVIIᵉ du répertoire général des Sciences Médicales : *en résumé, je regarde la ceintnre à inclinaison de M. Hossard, d'Angers, comme le meilleur moyen à opposer aux déviations latérales de l'épine.....* et par le docteur Aug.... Bérard, aux pages 776 et 777 du 2ᵉ tome du Compendium de chirurgie pratique : *La ceinture à inclinaison de M. Hossard est, de tous les appareils qui permettent la statton et la progression, le plus satisfaisant et le plus efficace, etc., etc.*

Je venais donc de gagner bien mieux qu'un prix Monthyon et devais espérer retrouver dans ma ville, au milieu de mes compatriotes, une clientèle à la hauteur de la réputation que je m'étais acquise, et recevoir ainsi la juste récompense de travaux et de luttes pour lesquels je n'avais craint de sacrifier ni mon repos ni même la majeure partie de mon avoir. Mon traité d'association pour mon établissement de Paris venait d'expirer en 1852 , en même temps que le privilège at'aché à mon brevet d'invention pour mon système de traitement des déviations. Je ne voulais plus me consacrer qu'à ma ville et à mon département, pour continuer de me rendre utile à la société et apporter, autant qu'il serait en mon pouvoir, ma part de dévouement pour l'humanité et surtout pour la classe indigente; comme je m'étais déjà plu à le faire tant de fois depuis 1827, par des traitements gratuits chez les malheureux, en rendant à leurs enfants l'entier usage des membres et surtout des pieds, dont, à cause de leur état horrible , ils ne se fussent jamais servis sans moi, dans l'impossibilité où ils étaient de recourir aux orthopédistes de Paris, seuls capables, par leur grande habitude aussi, de combattre de telles difformités. Mais la jalousie a voulu me condamner à l'impuissance dans mes bonnes intentions comme dans mon travail, en écartant de moi la clientèle et me réduisant, pour ainsi dire, à un état complet de misère; et ceux-là dont je devais le plus attendre, c'est-à dire mes compatriotes, comme la plupart des jeunes médecins d'Angers, dont je croyais, à tous égards, avoir mérité l'aide et les sympathies, furent les premiers à tâcher de me détruire; les uns en cherchant à jeter le blâme sur l'administration de ma maison, où, tout en ne prétendant pas être infaillible dans mon mode de direction, je livrais sans crainte tous mes actes à l'appréciation comme à la censure publiques; les autres en trouvant à redire sur quelques-uns de mes traitements de déviations ou sur quelques rechutes qui s'étaient manifestées après les guérisons, et cela sans se donner la peine d'en approfondir les causes. Devais-je donc être un Dieu sur la terre, pour guérir des cas complètement incurables et auxquels il n'est possible que d'apporter une amélioratton plus ou moins grande, ainsi que j'ai toujours eu soin d'en prévenir les familles tout d'abord, et surtout chez des sujets rachitiques ou qu'on enlève trop promptement aux soins dont ils ont encore besoin. Devais-je encore être un Dieu, pour préserver de rechutes des jeunes personnes trop délicates pour se consolider de suite après leur redressement et qni nécessairement ont dû tendre à retomber dans les premiers temps, si l'on n'a pas surveillé leur taille, et si l'on n'apporte toutes les précautions nécessaires, pour les soutenir convenablement jusqu'à leur entière consolidation: la colonne vertébrale étant loin de s'assujettir aussi promptement que le fait un membre après la réduction d'une luxation ou d'une fracture, ou un pied difforme après son redressement; et quand, autrefois, l'on ne trouvait pas trop long de consacrer des trois, quatre, cinq et six ans, pour arriver à grande peine, puisqu'on n'arrivait à rien du tout, aux résultats que j'obtiens dans sept ou huit mois au plus. Je désirerais au moins quelque peu de justice et qu'on ne s'en prit à moi, pour les insuccès, que lorsque je le mériterais, sans chercher à s'arrêter à quelques cas isolés, qui peuvent bien ne pas faire honneur à l'orthopédie, mais qui s'effacent dans le nombre, si l'on cherche aussi à voir tous ceux de guérison complète qui sont quatre fois plus nombreux: comme je puis en justifier près des gens qui voudraient s'éclairer à cet égard, cela en y mettant toute la réserve possible et ne donnant même à connaître (elles sont en assez grand nombre) que les personnes qui ne font nul mystère du traitement qu'elles ont subi et se plaisent, au contraire, à en mentionner les résultats, verbalement ou par lettres. Et, après tout, que deviendraient les médecins, si devaient se dresser devant eux tous les malades que, dans le cours de leur prasique, ils n'ont pu sauver, pour ne pas dire autre chose, et qui, Dieu soit loué pour eux, ne sont plus là pour parler ou pour se plaindre? Si tant de ces Messieurs, je parle de ceux de la nouvelle école, montrent autant de jalousie et d'hostilité à mon égard, s'ils vont même jusqu'à ne pas m'ôter leur chapeau, à moins que je ne sois le premier à les saluer, quoiqu'ils fussent à peine nés, lorsque j'avais dejà fait mes preuves dans ma partie, c'est qn'ils savent, puisqu'il faut faire soi-même son éloge, que j'ai tant soit peu plus mérité qu'eux par tous mes travaux, par les découvertes où ils m'ont conduit, et que je suis allé chercher, devant les Académies, des titres plus difficiles à obtenir que ceux gagnés simplement par les examens et la thèse, et qui, bien souvent, on le sait trop, sont accordés à des gens tout aussi peu profonds qne capables; c'est qu'ils ont vu mon nom dans des ouvrages de chirurgie où les leurs ne paraîtront probablement jamais; c'est en un mot parce qne je réussis à faire ce à quoi ils n'ont jamais pu parvenir et parce que je leur ai donné force leçons à cet égard: comme sont là pour en témoigner bien des familles et bien des sujets guéris complètement par moi, après avoir été vainement torturés par d'autres; comme sont là, pour en témoigner encore, les rapports des sociétés savantes et les plâtres des difformités et des guérisons déposés au Muséum

d'Angers et au cabinet d'anatomie de notre École de Médecine, où le docteur Chevreul, alors directeur de cette
école, s'était empressé de leur destiner une case (1833), tout
en me sollicitant de donner quelques cours d'orthopédie aux
élèves de cette époque, dont quelques-uns semblent dai-
gner à peine me regarder aujourd'hui. Ces mêmes Messieurs, assurément, se tourmenteraient beaucoup moins et
seraient plus aimables et polis à mon égard, si je ne faisais
pas mieux qu'eux et ne pouvais guérir personne. Je ne
parle ici que de ce qui concerne ma partie et ne prétends
nullement leur contester leur mérite par ailleurs ; car à
chacun son talent et son art dans ce monde.

Celui de l'Orthopédiste n'est ni moins honorable ni
moins utile que la profession du médecin qui se livre au
traitement des maladies internes, ou du grand opérateur
qu'on vient chercher de bien loin et dont le nom est connu audelà des mers ; parce que le premier a basé ses
connaissances sur des études tout aussi profondes et peut
rendre des services tout aussi grands, en redonnant au
thorax la forme qui lui est nécessaire pour les fonctions
qu'ont à remplir les poumons et dès-lors pour le maintien
de la santé, ou aux membres leur libre exercice, pour
lequel, dans d'autres circonstances, vous ne craignez pas
de payer bien cher la plus simple opération ; mais je parle
ici de l'orthopédiste vraiment digne de son nom, qui con-
çoit toute la hauteur de la partie qu'il exerce comme la
délicatesse qu'elle exige bien souvent, et qui n'a rien du
bandagiste mécanicien ni de la corsétière aux plastrons
rembourrés, parce qu'il n'emploie les machines que pour
ramener la nature à son état normal et pouvoir la
laisser ensuite dégagée de toute entrave, tandis que le
métier des derniers consiste dans l'application indéfinie de
leurs appareils, pour assujettir ou faire paraître bien faite
telle ou telle partie défectueuse dans sa conformation ou
bien réduite à l'impossibilité de manœuvrer et se soutenir
d'elle-même.

C'est ainsi qu'en embrassant l'Orthopédie j'ai compris
qu'elle pouvait être honorablement exercée, et ai voulu ,

dusseut mes intérêts pécuniaires en souffrir, suivre une voie toute nouvelle, qui ne laissât voir en moi que l'homme de la science , qui ne vise qn'au rétablissement de ce que réclament les lois physiologiques, et me mit à distance de beaucoup de mes confrères , qui multiplient à l'infini les appareils dans leur application , et surtout de ceux qui les fabriquent et en font commerce. Un simple levier, tel que celui que j'ai présenté à l'Académie de Médecine, pour le traitement des déviations de la taille, et qui agit d'après ces mêmes lois de la physiologie et de la statique, devait me suffire, comme principe pour combattre toutes les difformités; et pas un des huit cents et tant de sujets auxquels j'ai donné mes soins à Angers , n'a emporté la moindre lame de fer ou d'acier, soit à son corset soit à sa chaussure , à la suite de mes traitements; de telle sorte que les mécaniciens n'ont jamais eu fortune à faire avec moi. Tenant donc à obtenir, avant tout , des guérisons qui puissent être durables, je préfère une clien - tèle moins uombreuse et prévenir loyalement les familles de ce qui est de mon ressort et de nature à être avantageusement combattu , ou de ce qui regarde plus spéciale- ment le bandagiste et la corsetière.

Voudrait-on davantage que je n'ai fait ? Je ne puis, je le répète, produire des miracles ; mais je crois avoir obtenu de véritables prodiges dans mes traitements, comme il m'est donné, tous les jours, d'en obtenir encore, tant pour les dé- viations de la taille que pour les difformités des pieds, par suite de l'habitude que je possède depuis longtemps et des observations que j'ai pu faire dans le cours d'une longue pratique ; ce qui me permet de regarder comme un espèce de jeu maintenant la plupart des cas de déformation à combattre, sans que les sujets aient à en être gênés le moindrement pour ainsi dire. J'en aurais à donner, pour preuves, des centaines de lettres de reconnaissance comme de félicitation de docteurs plus justes et moins jaloux que ceux actuels d'Angers , ceux de la nouvelle école (leurs devanciers étaient tout autres), et dont une seule suffirait pour faire la réputation de n'importe qui. Et cependant le

public est assez aveugle aujourd'hui pour aller s'adresser à
des médecins complètement étrangers à la partie, qui em-
ploient, pour les déviations de la taille, des traitements
vraiment dérisoires (je pourrais en citer un bien grand
nombre), et qui, au lieu de redresser un pied, achèvent, en
voulant s'en occuper, d'estropier complètement, surtout
par des sections de tendons, tout à fait inutiles ou faites à
contre temps, ou bien qui encore, faute de savoir qu'y faire,
conseilleront d'abandonner le mal à lui-même et préfére-
ront condamner de pauvres enfants à être toujours infirmes, plutôt que de les adresser à M. Hossard. J'ai, pour
appuyer ce que j'avance ici, de nombreux sujets à ma
disposition, et qui tous ont été, ou vainement torturés par
des mains inhabiles en orthopédie, ou regardés comme
incurables, lorsque je me suis chargé depuis de prouver
qu'il en était autrement. C'est sans nulle crainte que
j'attaque ici ces Messieurs, parce que, je le répète,
j'ai à citer des cas terribles où l'on a compromis la
taille de jeunes personnes qui pouvaient très bien être
redressées, et estropié, à tout jamais, des enfants des deux
sexes qui eussent pu également être guéris complètement
de leurs difformités de pieds; quand, de mon côté, je puis
en toute sécurité, livrer tous mes traitements à leur critique, sans craindre qu'on trouve à redire sur les résultats
que j'obtiens depuis plus de 36 ans; résultats sur lesquels je
ne pourrais qu'être heureux et flatté de voir faire des recherches, tout prêt que je serais à les leur faciliter, sûr de
trouver, à ma disposition, toute une armée de sujets qui se
feraient un plaisir et un devoir d'élever la voix pour moi,
et, au besoin, de me faire un bouclier de leur corps,
beaucoup d'entr'eux, surtout, ayant reçu mes soins
par charité. Car ce serait ici le cas de voir également si la spéculation a jamais été mon guide, lorsque
mon désintéressement a toujours été tel que je n'ai jamais
demandé de forts honoraires que pour des résultats com-
plets et pour lesquels les familles n'eussent pas hésité à
donner quatre fois plus, me contentant d'un bien faible
salaire pour des soins que je prévoyais ne devoir pas être

couronnés d'un très grand succès. Il serait à désirer, je
crois, que la chirurgie ordinaire mit autant de réserve
dans ses demandes pour le prix de ses opérations, qui,
dans quelques minutes, auront pu produire autant et bien
davantage même que ne me rapportent des soins de plusieurs mois ; cela cependant sans qu'on ait à tenir aucun
compte des suites du coup de bistonri, qui semblerait, tout
au moins, ne pas devoir être rétribué, non potnt s'il n'est
pas heureux, mais s'il est reconnu avoir été funeste ; ce
qui, peut-être, calmerait un peu le trop grand empresse-
ment qu'on a, de nos jours, pour couper et trancher, vaille
que vaille, grâce au chloroforme qui étouffe les cris, puisque la conscience ne vous dit pas toujours qu'il y a, avant
tout, la vie d'un homme à conserver.

Si donc l'on est absurde et dénué de tout raisonnement,
en recourant, pour l'exercice d'une partie, toute spéciale,
à un pratricien qui y est complètement étranger, qui n'a
nulle expérience pour lui à cet égard et qui n'a point été
à même, dans sa clientèle, de voir un assez grand nombre
de cas, pour bien apprécier chacun d'eux et se rendre
compte de leur caractère de gravité, combien ne l'est-on
pas davantage encore, lorsqu'on s'adresse à une ouvrière,
qui peut fort bien masquer une déviation, à l'aide de ses
corsets et de ses bourrures, mais qui ne sera jamais apte
à la combattre, parce qu'elle n'a ni les connaissances
premières pour le faire sans altérer la santé, ni les
notions nécessaires des lois physiques et mécaniques,
pour appliquer rationnellement des machines au corps
humain, et ne peut, dès lors, que compromettre en tous
points, comme il arrive tous les jours, l'état des personnes
qui se confient à ses soins ? Telle est pourtant une des plus
grandes concurrences que je me trouve avoir à combattre
aujourd'hui, concurrence qut est vraiment humiliante
pour moi et que je ne devais pas m'attendre à rencontrer
au milieu de mes compatriotes, qui ont connu tous mes
travaux, qui savent tous mes succès et qui, de la sorte,
me paient si mal du désir que j'avais de leur être utile.

C'est ici le lieu de me reporter un peu en arrière, pour

montrer ce que je n'ai pas craint de faire essayer sur moi-
même, pour bien m'assurer de ce qu'il pouvait y avoir de
douloureux ou de bien avantageux, pour le redressement
des pieds, dans la section du tendon d'Achille. J'avais été
traité en 1824, ainsi que je l'ai dit, par M. Divernois, qui
était parvenu à me mettre les pieds aussi droits que possible, d'horriblement équins qu'ils étaient auparavant; mais,
comme, seize ans plus tard, la science s'était enrichie
d'une découverte qui promettait de rendre de grands services en certains cas, et comme je pouvais encore désirer
un peu plus d'étendue dans la flexion de mes pieds, je fus,
dans un de mes voyages à mon établissement de Paris,
trouver mon confrère, le docteur Duval, qui s'occupait
spécialement de ces traitements et qui le premier avait
constaté tous les avantages qu'on pouvait, parfois, retirer
de la Ténotomie. Je me fis donc couper le tendon d'A-
chille aux deux pieds et à deux fois différentes, puis plus
tard le jambier antérieur et le court fléchisseur des orteils,
sous l'aponévrose plantaire. Je pus constater que l'opération n'est rien en elle-même, quant à la douleur, qui peut
être comparée à peine à celle d'une saignée, et que quelques semaines, deux à trois pour l'ordinaire, suffisent
pour qu'une substance intermédiaire soit venue réunir les
extrémités des tendons; mais l'expérience m'a convaincu,
depuis, que cette opération n'était nécessaire que dans
quelques cas de pieds équins, et qu'elle était complètement
inutile dans le traitement des pieds bots, pouvant même le
compromettre et empêcher toute possibilité de guérison,
pratiquée dans un mauvais moment, comme la pratiquent
certains médecins, qui veulent faire de l'orthopédie quand
même, ou qui n'ont pas le temps de faire autrement et de
se livrer, chaque jour, aux longues manipulations indispensables pour le redressement de ces difformités.

C'est encore ici le moment de parler, sous forme de digression, de la manière dont j'ai également été payé dans
ma ville, des autres travaux par lesquels j'ai cherché de
même à me rendre recommandable et utile. Je ne m'arrêterai pas aux découvertes pour lesquelles on ne m'a pas
secondé, dont j'ai été obligé de laisser tomber les brevets
dans le domaine public et dont aujourd'hui l'on fait ailleurs l'application, telles que ma gâchette de sûreté pour

les armes à feu, système qu'on confectionne maintenant à Paris et qui est appelé à garantir de tant d'accidents; telle ma pompe à haute aspiration, dont on a fait fi à Angers, qu'on a cependant avantageusement appliquée à Bordeaux, comme en d'autres endroits, et dont on ne tardera pas à reconnaître toute la commodité, quand, à l'aide d'une simple prise d'air au bas de la colonne d'eau, vous la faites monter bien au delà de ce que permet d'ordinaire, dans le vide, la pression de l'atmosphère; tel enfin mon siphon rotatif, dont, depuis moi, l'on s'est attribué le mérite de l'invention, au Mans, où le Préfet s'est fait un plaisir d'honorer de sa présence les premières expériences, tout au moins fort curieuses sous le rapport de la science. Je passerai également sous silence un nouveau moteur où l'éther (machine éthéromotrice) devait, par sa vapeur, remplacer la vapeur d'eau, machine pour laquelle avaient été intéressés MM. Berendorf et Henri Trottier, d'Angers, et que nous nous sommes vu soulever par un sieur Dutremblay de Lyon, qui a fait plus de deux millions de fortune, de la même idée appliquée d'une manière toute semblable, et par lequel je me suis laissé devancer, par suite de la fâcheuse inspiration que j'avais eue d'écouter le conseil qu'on m'avait donné de reculer la demande de mon brevet d'invention. Je ne dirai rien non plus encore, voulant laisser au temps le soin de faire apprécier ce qu'il peut y avoir d'avantageux dans son application, d'un nouveau siphon pour lequel je viens également d'obtenir un brevet; siphon qui a la faculté, ce qu'on cherchait depuis bien des siècles, de fournir de l'eau à son extrémité supérieure, sans jamais se désamorcer, et qui repose sur le choc ou coup de bélier que peut donner, dans un tube quelconque, en faisant ouvrir une soupape, qui se referme immédiatement ensuite, une colonne d'eau dont la marche a été arrêtée subitement; le coup de bélier devant être d'autant plus fort qu'on a donné ici, par des spirales ou autrement, plus de longueur à la branche ascendante. Je ne chercherai pas non plus à rappeler la brochure qu'à mes risques et périls je publiai, en 1848, au sujet de notre république, et dont tout autre que moi eut pu, à l'aide de la camaraderie surtout, tirer tout autre parti; après le courage dont j'avais, plus que qui que ce fut, fait preuve alors, et lorsque, pour

cela, je reçus, le 13 janvier 1852, des félicitations et des promesses de l'Elysée, de la part du Président lui-même, aujourd'hui notre empereur, près duquel pourrait se recommander encore une certaine parenté, puisque, du côté des Beauharnais, nous avons la même arrière grand'mère, dame Renée Pays de Bourjoly, la trisaïeule de la reine Hortense; parenté que d'autres à ma place eussent certainement trouvé le moyen d'exploiter. Mais je fixerai l'attention, au milieu des autres écrits que j'ai publiés, sur mon ouvrage du *Chemin du Bonheur*, qui m'a valu, sous le rapport surtout des sentiments exprimés, plus de deux cents lettres de félicitation de nos personnages les plus éminents, lettres que je publierai plus tard, avec une nouvelle édition de l'ouvrage, et qui devaient, sauf trois ou quatre simplement, me venir d'étrangers à notre ville ; comme il en a été de ma brochure sur le médecin, qui, à part celui que lui ont accordé deux anciens pratriciens, dont les éloges m'ont été sensibles, a trouvé gracieux accueil partout ailleurs qu'à Angers, après m'avoir mérité des premiers membres de la faculté de Paris, les docteurs Duméril (10 mars 1860), And.. (11 février 1860) et Ros,. (21 mars 1860), des lettres tout aussi flatteuses que celle que m'adressait, le 15 mai 1862 , un des principaux médecins du département des Deux-Sèvres, le docteur Rev......, qui me félicitait au sujet de la guérison que je venais d'obtenir sur une de ses clientes qu'il m'avait adressée : « ..... Le résultat que vous avez obtenu chez l'enfant
» de M. et Mme Hac... est vraiment admirable. ...; jamais
» je n'aurais cru qu'il fut possible d'arriver à un tel résultat:
» d'un affreux moignon, d'un horrible pilon., vous avez
» fait un joli pied, bien conformé, parfaitement articulé
» et si solide que jamais, j'en suis sûr, il ne surviendra,
» par la marche ou la fatigue, la moindre reminiscence
» de la difformité. Recevez donc, Monsieur et honoré
» confrère, mes plus vives et plus sincères félicitations et
» comptez que, toutes les fois que, dans ma clientèle, il se
» rencontrera une difformité quelconque, je me ferai un
» plaisir et un devoir de vous l'adresser..... l'hommage de
» votre délicieuse brochure sur le médecin m'a flatté
» infiniment. Dimanche elle a semé de fleurs la route
» d'une de mes courses de campagne. Si vous traitez ainsi

« toutes les classes de la société, vous aurez bientôt con-
» quis, dans l'Orthopédie morale de notre siècle, le pre-
» mier rang que vous occupez, depuis longtemps, dans le
» redressement des difformités physiques de notre pauvre
» espèce, etc., etc. »

Tous les anciens médecins d'Angers avaient toujours des choses aussi flatteuses à m'adresser, tandis que ceux qui leur ont succédé ont été trop malheureux de voir mon nom quelque peu en évidence, pour ne pas chercher à faire disparaître de dessous leurs yeux ce qui pourrait le leur rappeler et à rejeter de bien loin tout ce qui venait de moi, quelqu'en put être le faible mérite. Décidément, comme on le voit, ce ne seront pas mes compatriotes qui enfleront mon amour-propre ; et, si j'ai cru devoir encore me mettre en avant, en 1862, pour combattre l'emplacement qu'on a voulu donner au nouvel hôpital d'Angers, ça été bien moins dans le but de recevoir des applaudissements que d'obéir à un sentiment de philanthropie et de pure humanité, en pronostiquant tout ce qu'auront de fâcheux les conditions dans lesquelles se trouveront les malades, dans le vallon le plus malsain de la cité, au milieu des brouillards et des miasmes de cette partie marécageuse de la rivière, qu'empêcheront d'être balayés, par les vents du nord, les bâtiments de Sainte-Marie, qui, trop contigus et dominant presque de toute leur hauteur, n'auront de bon à donner que leurs égoûts et vers lesquels, par compensation, le souffle du sud portera, pour moissonner plus vîte les pauvres vieillards, toutes les exhalaisons putrides du nouvel hospice et de ses laboratoires (¹). Un avenir prochain prouvera si je me suis trompé, comme il prouvera si l'on n'aura pas à regretter le travail que fait faire aujourd'hui une administration bien intentionnée, sans nul doute, mais qui ne réfléchit pas assez et sacrifie trop souvent l'utile à l'agréable, habitués que sont ses membres à occuper, dans de fort beaux quartiers, des maisons luxueuses, et ne se rendant pas compte de ce qui est né-

---

(1) Dans l'état actuel des choses, il ne resterait plus, ce semble, de rationnel à faire avec quelques changements de distribution, qu'une mutation entre les deux établissements, en reportant l'hôpital sur la hauteur ; autant toutefois que vous n'aurez pas l'atrocité de le donner pour infirmerie aux vieillards, qui doivent mourir dans leur lieu de retraite.

cessaire à la vie de ceux qui possèdent moins. Le canal
des Tanneries qu'on avait cru sage autrefois de faire re-
creuser, pour faciliter le cours de l'eau, parce que no[s]
pères avaient, de tous temps, regardé comme une richesse,
dans une ville, un bras de rivière offert aux différentes bran-
ches d'industrie, ce canal, dis-je, converti en boulevard ou
en voie de terre, devient une puérilité, disons mieux une
véritable absurdité, du moment qu'on n'a pour but que la
plantation de quelques arbres et le déclassement de la route
impériale n° 23, qui semblait toute naturelle par la ligne
à peu près droite de la rue St-Nicolas, quartier qu'on va
évidemment négliger et pour lequel l'état n'aura plus de fonds
à fournir; et cela afin de donner au parcours, jusqu'au faubourg St-Jacques, un tiers de plus d'étendue, après lui avoir
fait faire trois courbes à angle droit, chose si pernicieuse pour
les voitures, et l'avoir amené butter à l'abattoir, déjà si mal
placé en tête d'un pont; mais là n'est pas le plus grand mal,
et il ne m'appartient ici que de traiter la question hygié-
nique, sur laquelle on a déjà si légèrement glissé pour les
hôpitaux. Je dis donc qu'en enlevant à la ville un cours
d'eau qu'on devait, au contraire, chercher à utiliser pour
beaucoup de professions, en le rendant plus large et plus
navigable, par une arche d'une plus grande dimension
au petit pont, ainsi que plus abordable par des cales qui
faciliteraient le déchargement des marchandises, vous
écartez funestement la Doutre de la rivière, qui était
pour elle si nécessaire, tant à cause de la petite naviga-
tion dont elle profitait, que pour les lavoirs de toutes
sortes, que vous rejetez à toute extrémité, aux dépens
toujours de la classe indigente; tant encore pour les chaînes
à établir en cas d'incendie, que pour les abreuvoirs, quand
cependant vous ne prétendez pas, sans doute, les borner à
celui si dangereux du quai Ligny, et quand vous serez obligé
de combler également le bras de l'île St-Jean ainsi que
toute cette partie qui s'étend jusqu'à la pointe du Rideau
et qui offrait une gare commode aux bateaux, si vous ne
voulez avoir un cloaque marécageux qui empoisonne tout
le quartier de l'Ecole des Arts, faute du courant que
vous lui enlevez. Ne devait-on pas, tout ou contraire,
favoriser ce cours, par une arche supérieure au bout du
pont de fonte, vis-à-vis la Tour de la Haute-Chaîne, et,

à son extrémité en aval, par une seconde près de l'abattoir, telle qu'il en existait autrefois, pour offrir une voie plus étendue aux écoulements ou refoulements des grandes eaux, voie qu'on a déjà beaucoup trop resserrée par toutes les chaussées de nos ponts, en en faisant une sorte de goulet ou de gorge et rendant ainsi bien plus fréquents les débordements si funestes aux riverains soit au-dessus soit au-dessous de la ville, et le passage sous les arches infiniment plus difficile.

Ceci semblerait un hors-d'œuvre dans ces pages sur la médecine et la chirurgie, si la salubrité publique n'avait pas à retirer toujours un grand avantage de cours d'eau naturels et bien entretenus, qui ne sont jamais trop nombreux pour enlever toutes les impuretés d'une grande cité. L'on voudra bien me pardonner d'ailleurs, si je me suis lancé dans cette digression à l'égard d'un quartier que m'ont toujours rendu cher les souvenirs précieux de mon enfance; quartier évidemment déshérité aujourd'hui, quoiqu'on prétende l'embellir par une rue nouvelle qui conduit tout droit au chemin des Martyrs, et cela en perdant complètement les rues St-Nicolas et Lionnaise, qui cependant ne méritaient pas d'être ainsi délaissées, quand l'une était la route directe de Nantes et l'autre celle de Laval, cette dernière pouvant très bien être nivelée à partir de la Laiterie (non plus la place mais bien le carrefour aujourd'hui), comme va l'être la nouvelle, qui, avec un tiers de plus de longueur pour arriver au faubourg St-Lazare, offrira aussi deux angles droits dans son parcours, genre de courbe pour lequel nos ingénieurs ont décidément beaucoup de goût (1). Si l'on ne fait aucune enquête pour ce qui te concerne si puissamment, si l'on ne t'a pas consultée pour l'anéantissement de ton bras de rivière, console toi, pauvre Doutre : tu n'as en cela que le sort de la cité entière, qui ne l'a pas été non plus pour l'emplacement du nouvel hôpital, quoique d'un intérêt général, et qui ne l'a pas été davantage pour la destruction de son Champ de Mars ou de manœuvre, qu'on n'a pu encore remplacer convenablement, ni pour les eaux de la Loire qu'on

---

(1) Les mêmes ingénieurs, peut-être, dont je relevai, en 1856, près de notre préfet, M. Vallon, les effrayants calculs sur les inondations de la Loire, qui devait envahir notre cimetière de l'Est.

veut, malgré leur limon, imposer à tout le monde, en
échange de celles de la Maine, et pour lesquelles néanmoins
la Ville ne parviendra jamais à être remboursée de ses
frais, malgré les centimes additionnels dont elle grève
à toute outrance ses pauvres citoyens; et cela, quand
tant d'autres monuments, de bien plus grande utilité,
tant d'autres embellissements, supérieurs cent fois à l'ave-
nue qu'on prépare à un Abattoir, demandent depuis si
longtemps à être faits, et quand on n'a même pas de de-
niers pour faire établir, le long du Jardin des Plantes, le
trottoir que sollicitent, depuis si longtemps, les habitants
du faubourg St-Samson et de la Chalouère, qui, dans les
mauvais jours, sont condamnés à ne pas sortir de chez
eux, à moins d'avoir à s'enfoncer dans le cloaque de boues
que leur offrent tous leurs abords.

Voilà donc, avec les quelques lignes que je n'ai pu m'empêcher d'écrire sur ce qui touche les intérêts de la ville
d'Angers, le résumé de mes travaux; voilà ce que j'offre
comme aperçu de ce que m'a donné le courage de faire,
au milieu de malheurs de toutes sortes, le désir de me
rendre utile à la société et de bien mériter de mes compatriotes, et voilà aussi la noble récompense que j'ai reçue
de ces derniers, qui m'ont appris à n'ambitionner autre
chose que le bon témoignage et la satisfaction de sa conscience! Loin d'attendre d'eux la moindre expression de
gratitude, n'ai-je pas assez appris à les connaître pour
avoir à me garder d'implorer de leur part une ombre
d'assistance, si, après avoir épuisé mes forces et mon
avoir à soulager l'humanité, je dois aller finir mes jours
dans ce même hôpital dont j'ai prédit la funeste influence?
comme j'ai dû sortir, avec un faible reste de mobilier pour
toute richesse, d'un établissement où, pendant vingt-huit
ans, j'avais traité plus de six cents personnes, dont plus
d'un quart par charité pour ainsi dire; établissement que
la Ville pouvait facilement me conserver, comme on l'avait
engagée à le faire, si elle eut tenu à ce que je traitasse
gratuitement une foule de pauvres enfants infirmes du
département, qui ne trouveront pas ailleurs, je le dis hardiment, la guérison que j'avais à leur offrir par mes traitements; ce que je suis obligé de leur refuser aujourd'hui, tant
ue le gouvernement ne m'aura pas affecté une rente qui

m'assure une existence honorable, en compensation des soins journaliers que j'aurais à donner pour rendre utiles à la société et propres au service de la patrie, comme j'en ai déjà rendus tant d'autres, des sujets déjetés du monde pour ainsi dire, vu le peu qu'il est permis d'espérer d'eux, dans l'état malheureux où ils se trouvent.

D'autres, à ma place, eussent ambitionné et facilement obtenu de l'Etat une récompense honorifique, pour tout ce que j'ai fait jusqu'ici; mais cet honneur, je le trouve, et il me suffit, dans l'orgueil, d'une part, qu'il m'est permis de concevoir en me croyant à mon tour, après toute la fierté qu'on a montrée à mon égard, au niveau, tout au moins, pour ne pas dire au-dessus de tant de milliers de docteurs qui passeront inaperçus, comme a passé la masse de leurs confrères, au dessus par mon seul titre d'orthopédiste, auquel je tiens à ne rien ajouter, pour établir la spécialité exclusive à laquelle je me livre, sans vouloir jamais aller sur les brisées de ces messieurs ni me lancer, en aucune façon, dans les voies si ténébreuses de la médecine ; par mon seul titre d'orthopédiste, dont je dois plus que me contenter et qui vaut bien tous les autres, quand on sait tenir la tête dans sa partie, quand, à moins de cas constitutionnellement incurables, l'on ne connaît plus de difficultés à vous arrêter et quand, après avoir apporté à son pays un large tribut en découvertes, on voit son nom figurer dans quelques pages de la science, le sachant ainsi devoir passer à la postérité; cet honneur, je le trouve encore dans la confiance que continuent de m'accorder tous les anciens médecins qui, non mûs par la jalousie, m'adressent toujours des sujets à traiter, prouvant assez par là qu'ils n'ont eu qu'à s'en louer en tous points; comme je le trouve surtout dans la reconnaissance des personnes auxquelles j'ai donné mes soins, que j'ai mises dans la position de partager les devoirs comme les jouissances de la société et de la famille, et qui veulent bien me placer au rang de leurs meilleurs amis.

J. HOSSARD.

Angers. — Imprimerie J. LEMESLE, place Saint-Martin, 1.